日帰りOK!　身体への負担も少ない注目の再生医療

「幹細胞治療」で自閉症・発達障害は改善する

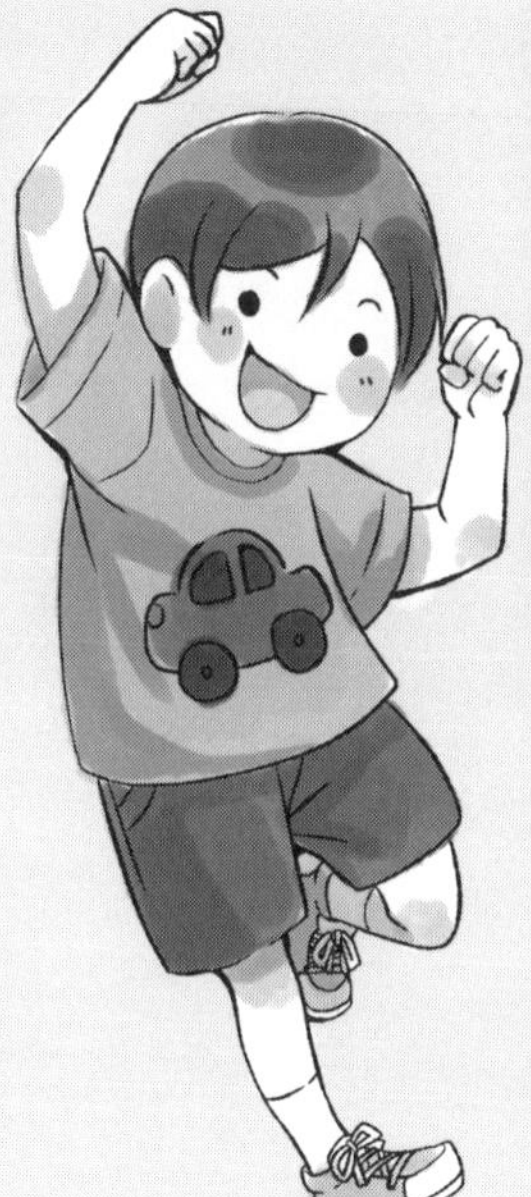

日本東京幹細胞移植治療研究所
パジル・タカヒロ

彩図社

はじめに

「幹細胞治療」と聞いて、みなさんはどのようなイメージを持たれるでしょうか？
「なんとなく怪しい？」
「なんだか難しそうで分からない？」
「新しくて未知の治療法だから、危なそう？」

そういう印象を持たれる方は、きっと多いと思います。なかにはこの本でそういう治療法があることを初めて知った方もいるかもしれません。

私は、世界数か国で「〈日本東京幹細胞移植治療研究所〉グループ」を運営しています。

名称の通り、幹細胞治療を中心とした医療を提供しており、年間の幹細胞治療（正確には、幹細胞や幹細胞分泌物を使用したさまざまな治療法を含む再生医療です。以降、簡略化を図るために本書では〝幹細胞治療〟という言葉を使用します）の臨床数はのべ1000件を数えます。そのなかでも近年、特に力を入れているのが、小児の「自閉症・発達障害（自閉スペクトラム症）」に対する幹細胞治療です。日本国内の医療機関では、最多の症例数があります。

なぜ私は小児の自閉症・発達障害の幹細胞治療に力を入れているのか。

それは、幹細胞治療が「自閉症・発達障害を〝根本から改善する〟ことができる画期的な治療方法」だからです。

自閉症・発達障害は、その原因がまだ判明していないこともあって、症状の飛躍的な改善はできない病気とされてきました。病気を治す根本的な治療法がなかったため、〝対症療法〟でしのぐしかなかったのです。

しかし、いま、その状況は劇的に変わりつつあります。

「幹細胞治療が、自閉症や発達障害にも効果がある」

そのことが、医学的に証明され始めたからです。

小児の自閉症や発達障害に対する幹細胞治療は、現在、世界中で行われています。そして、治療の結果、数多くのお子さんの症状が改善し、その効果を証明する論文を、世界中の研究者が発表しています。幹細胞治療に効果があるということは、サイエンス（科学）によって実証されているのです。

しかし、そうした状況にもかかわらず、一部の国では小児の自閉症・発達障害に対する幹細胞治療はまったく広まっていません。

そもそも幹細胞治療自体を行っている医療機関はごく一部で、自閉症や発達障害の治療となると、さらに数は絞られてしまいます。このままでは、お子さんの治療の機会を奪うことになりかねません。

病気で苦しむお子さんやご家族の状況をなんとか改善できないか。

そうした思いが、本書を記す動機になりました。

本書では、自閉症・発達障害に対する幹細胞治療について、とくに医学的な知識がない方でも理解していただけるよう、平易な言葉で解説しています。なお、この本自体は日本以外の他国でも翻訳されて出版されることがほぼ決まっていますので、治療方法としては一般的な解説として、日本で行っているもののみならず、他国のグループ院で行っているものや、他のクリニックで行っているものも紹介しています。必ずしも特定の国で行われているとは限らないので、ご了承ください。また執筆当時の情報を反映しており、将来的には本書記載の内容も正誤も含めて変わる可能性もありますので、ご承知おきください。

本書では、単なる主観や感想にならないよう、信頼できる研究結果やデータを可能な限り取り上げて、説明するようにしました。

幹細胞治療は、いわゆる代替療法ではありません。世界中で治療・研究されており、しっかりとした医学的な裏付けのある治療法です。患者さんへの負担も少なく、副作用もほとんどありません。そして何より、お子さんの人生を変えるポテンシャルがあります。本書を通じて、幹細胞治療の可能性の高さを知っていただけたら、筆者としてこれほど嬉しいことはありません。

日本東京幹細胞移植治療研究所　代表医師　パジル・タカヒロ

『「幹細胞治療」で自閉症・発達障害は改善する』目次

第2章 自閉症・発達障害とは？ 37

第3章　幹細胞治療のメカニズム　81

第4章　当院における治療実績　127

第1章 幹細胞治療とは何か？

幹細胞治療は再生医療の一種

本書を手に取られた方のなかには、「幹細胞治療」のことをご存じない方も多いかもしれません。「はじめに」で書いたように、怪しい治療法ではないかと不安に思う方もいることでしょう。

そうした不安を払拭するために、まずは幹細胞治療について簡単に説明しましょう。

再生医療は、細胞が持つ再生能力を利用した治療法ですが、細胞のなかでも特別な再生力がある〝幹細胞〟を使ったのが「幹細胞治療」です。

幹細胞や幹細胞の分泌物（以降、「幹細胞や幹細胞の分泌物」のことは、簡略化のために「幹細胞」と呼ばせていただきます）には、体の損傷した部分を修復したり、炎症を起こした神経を鎮めたりする効果があります。その効果に着目し、病気を治そうというのです。

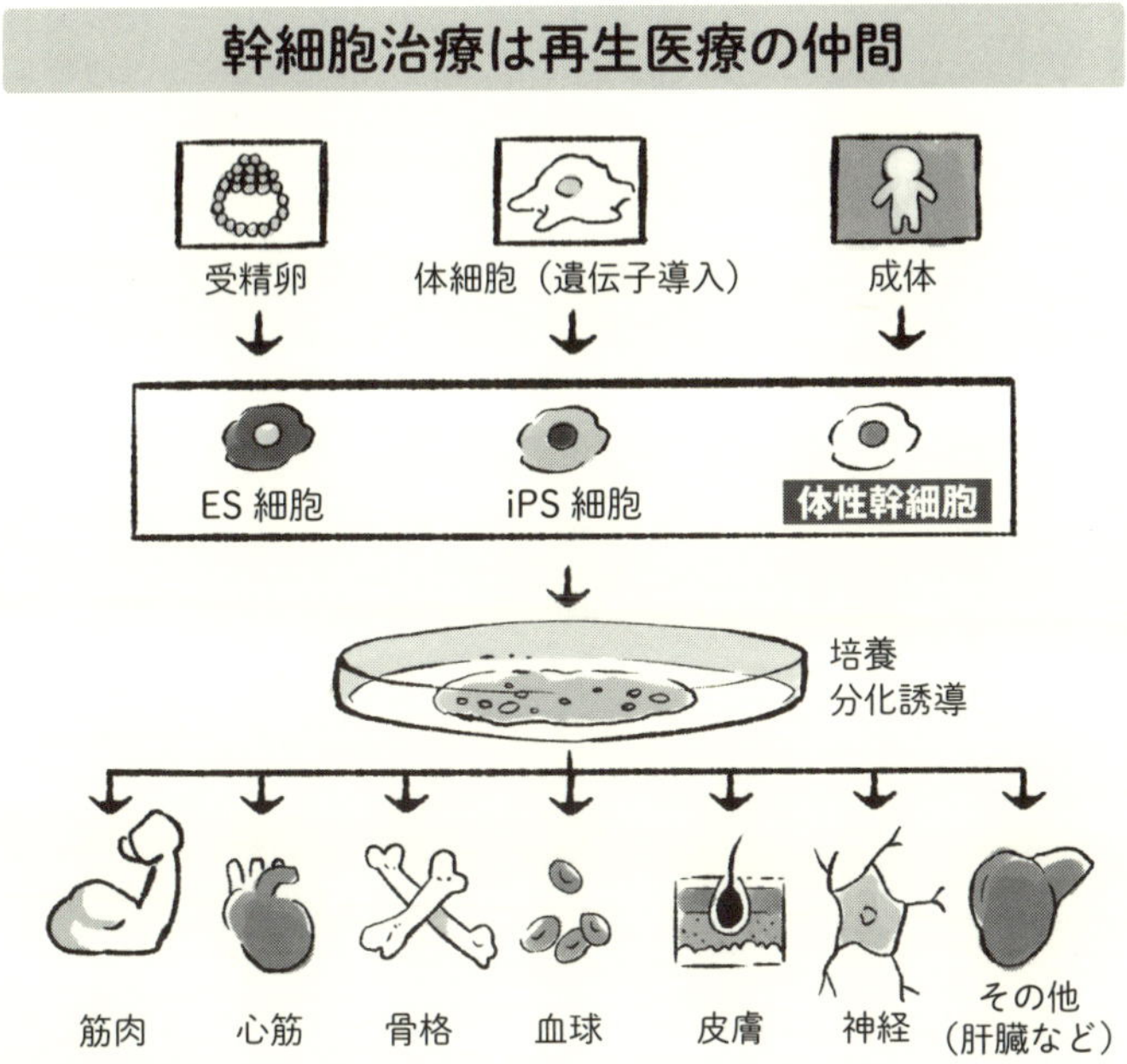

再生医療・幹細胞治療というと、新しい治療法というイメージがあるかもしれません。しかし、実際にはかなり長い歴史があります。

最初に幹細胞治療が行われたのは、１９５０年代のソビエト連邦でした。

１９５７年、ソ連で原子力事故が発生し、作業員のひとりが被ばくしてしまいます。その結果、作業員は脊髄の造血機能を損傷し、体内で血液を作ることができなくなってしまいました。

治療にあたる中、ひとりの医師がこれまでにない治療法を思いつきます。

ソ連では、20世紀初頭から「新しい細胞はどこから生まれるのか」という謎を解明するために、細胞にまつわる研究が行われてきました。そのなかで着目されたのが、体内で次々に作られる血液です。当時はまだ〝幹細胞〟という言葉や概念はなかったのですが、健康な骨髄細胞を作業員に移植すれば、再び血が作れるようになるのではないかと考えたのです。

そうして作業員の体内に骨髄細胞が移植されました。すると、失われたはずの造血機能がみるみる復活していったのです。

1960年代に入ると、カナダ出身の生物学者、ジェイムズ・ティルとアーネスト・マコラックが画期的な実験を行いました。

放射線を照射して骨髄細胞を死滅させたマウスに別の骨髄細胞を移植したところ、マウスの脾臓《ひぞう》に血液細胞からなる小さな結節ができていることを発見し、それらが単一の幹細胞に由来することを突き止めました。さらにその変化した細胞が、自分と同じ細胞を新たに作り出す能力を持っていることも明らかにし、初めて幹細胞の存在を

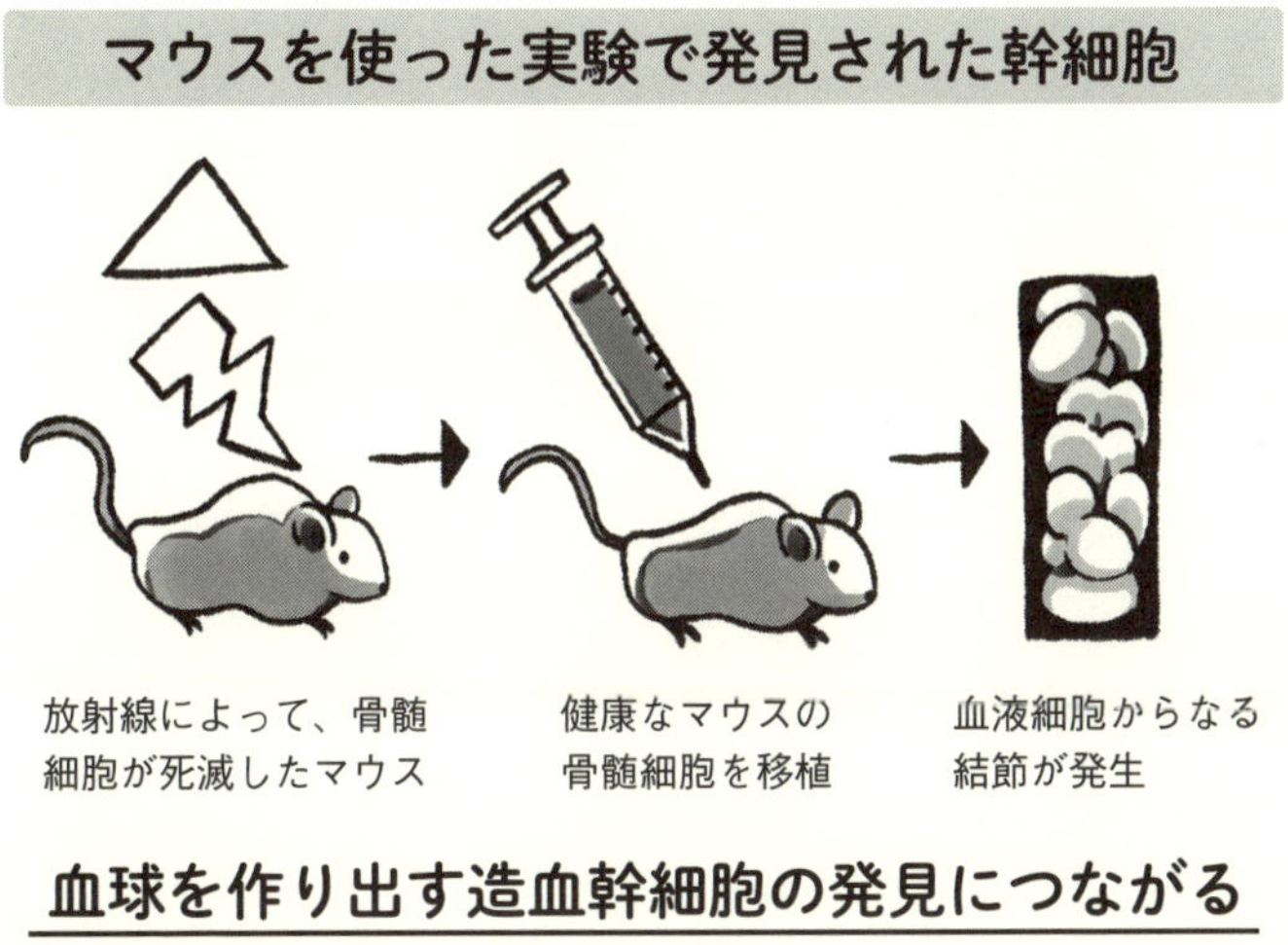
マウスを使った実験で発見された幹細胞
放射線によって、骨髄細胞が死滅したマウス
健康なマウスの骨髄細胞を移植
血液細胞からなる結節が発生
血球を作り出す造血幹細胞の発見につながる

実証したのです。

その後の研究で、骨髄のなかには血球を作り出す細胞が存在し、細胞分裂を繰り返し自己複製をしながら、赤血球・白血球・血小板などに分化していることが判明しました。それらの研究によって〝幹細胞〟という概念が確立され、この細胞に〝造血幹細胞〟という名称が付けられることになったのです。

それから約60年――。

幹細胞は、さまざまな病気やケガの治療に応用されてきました。

２０２４年現在、日本では白血病の治療法として確立されており、健康保険が適用されています。

対象が一部の病気に留まっているのが現状ですが、国もその効果には一定のお墨付きを与えているのです。

「幹細胞は、決して未知の治療法ではない」

そのことは、お分かりいただけたのではないでしょうか。

世界で研究されている幹細胞治療

白血病や再生不良性貧血、脊髄損傷などに対して、幹細胞治療の効果があるのは、投与された幹細胞が体内を巡り、体の損傷している細胞を修復したり、その働きを助けたりしているからです。

小児の自閉症・発達障害の原因はまだ完全には特定されていませんが、自閉症・発達障害のお子さんは、脳の神経や血管に炎症が見られる傾向があることが分かっています。

「幹細胞なら、その炎症を鎮められるのではないか」

「神経の伝達をスムーズにできるのではないか」

そうしたことから、自閉症・発達障害への幹細胞治療は始まりました。

すると、お子さんの症状が改善したという報告が多数寄せられるようになります。

自閉症・発達障害に対する幹細胞治療の研究は世界中で行われており、研究者同士の国を越えたネットワークも着々と作られています。

私自身もヨーロッパの医師たちと技術や情報を交換する体制を築いていますので、近いうちに一気に広まる可能性はあると思います。

日本東京幹細胞移植治療研究所での取り組み

私は２０１３年頃から幹細胞治療を開始しました。

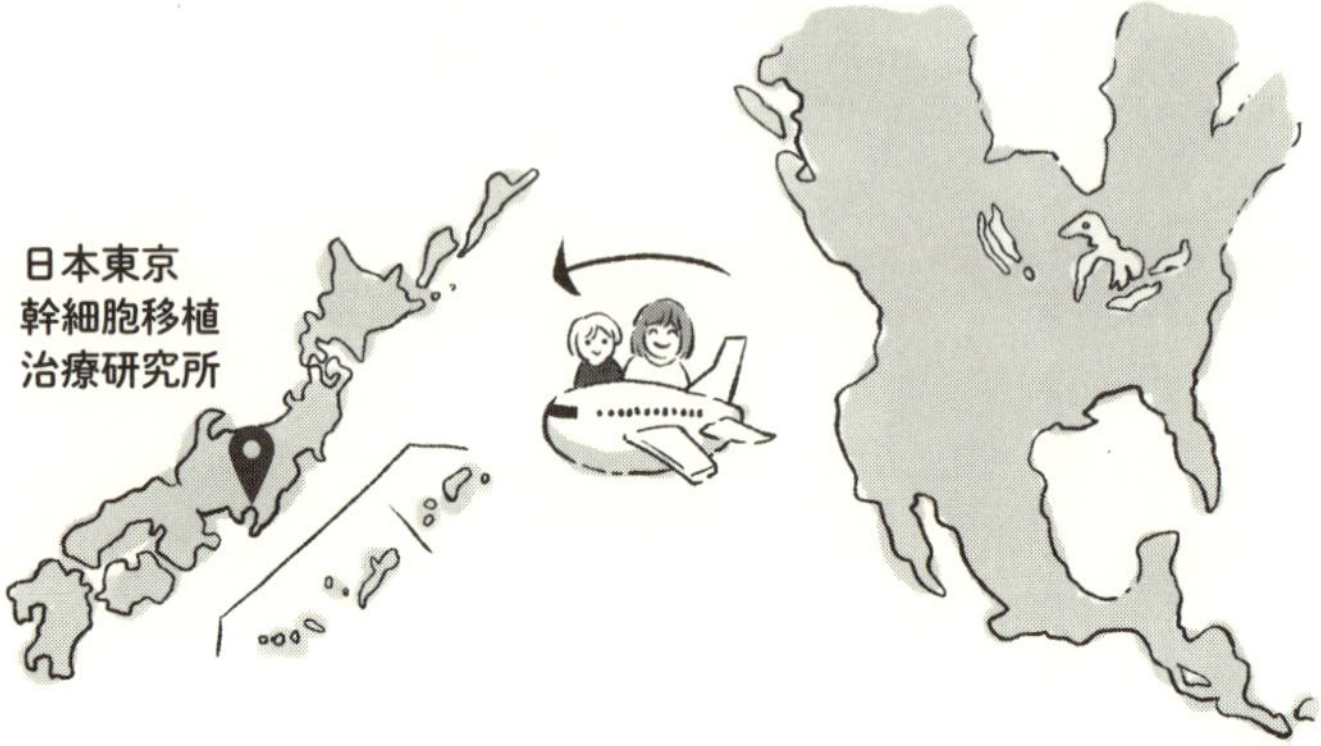

当院の治療を受けるために、海外からも患者さんがきています

当初はアンチエイジングや糖尿病、慢性疼痛、ひざ関節の痛みなどに対して治療を行っていましたが、海外の症例などを踏まえて、２０１８年より自閉症・発達障害の幹細胞治療を開始しました。

症例は年々増加しており、２０２３年には年間１００件を超えました。日本国内だけでなく、アメリカを含めた海外から当院の治療を受けるために、来日される方もいます。

当院で行っている幹細胞治療は、アメリカのトップレベルの大学で行われているものと同等の効果が期待されるものです。治療を受けられた95％以上の方がなんらかの症状が改善したと感じ、次のような治療の効果を実感しています。

・言葉をまったく喋らなかったのに、話せるようになった
・意思の疎通を図れなかったのに、コミュニケーションがとれるようになった
・夜、なかなか寝つかなかったのに、早めに寝られるようになった
・問題行動が減った、なくなった
・運動機能が改善した

これらはほんの一例です。
詳しくは、本書の第4章をご覧ください。

幹細胞治療の3つの特長

幹細胞治療には、3つの特長があります。

「はじめに」でも触れましたが、ここで再度確認しておきましょう。

・身体的な負担が少ない

幹細胞治療は、体への負担がありません。

治療前に事前に入院していただく必要はありませんし、治療後も同様です。

幹細胞は患者さん本人から採取し、それを適切なかたちにして、静脈から点滴で投与します。大がかりな手術は一切行いませんので、治療後もすぐに日常生活に戻っていただくことができます。

治療当日も、麻酔から覚めるまでは安静にしていただく必要はありますが、その後は帰宅していただいてかまいません。

このように、患者さんご本人やご家族の負担が少ないという点は、大きな特長でしょう。

・副作用が少ない

医療行為における副作用の多くは、外部から移植したものや接種・投与した薬など

幹細胞治療の３つのメリット

1. 身体的負担が少ない　2. 副作用が少ない　3. 根本的な治療法

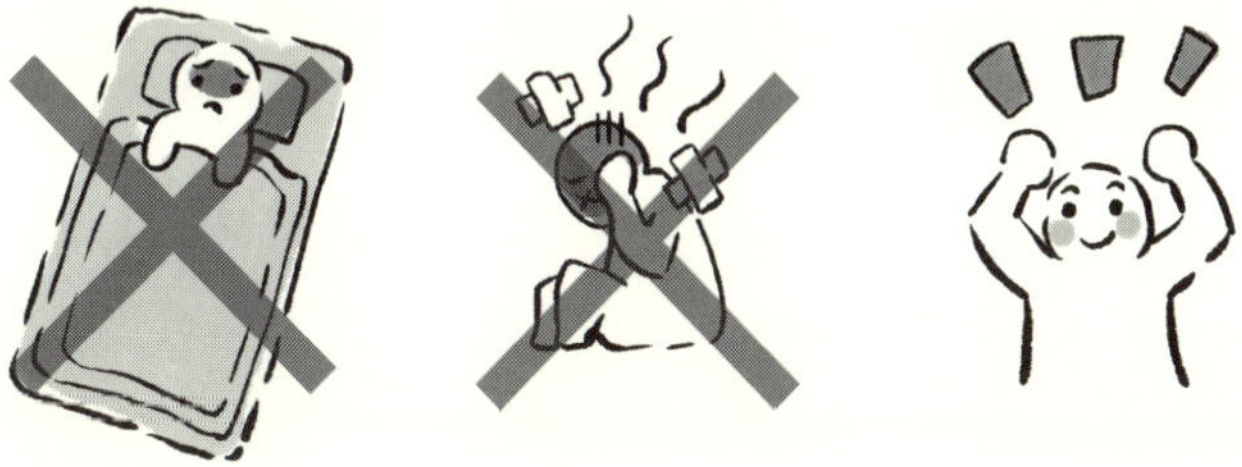

治療の際、入院する必要はありません。

自己の細胞なので拒絶反応はありません。

自閉症・発達障害を根本から改善します。

が体に合わなかったり、想定とは違う働きをしたりすることで起こります。

当院の幹細胞治療の場合は、原則として患者さんご本人から採取した幹細胞を治療に使用しています。つまり、患者さんご自身の体のなかにあったものをそのまま使用しているので、副作用のリスクは極めて低くなっています。

自閉症・発達障害の治療は、特に小さなお子さんが受けることが多いので、この「副作用が少ない」という点は大きなメリットだと思います。

・症状を根本的に改善できる治療法

そして、最後のメリットがもっとも重

要になります。

自閉症・発達障害は長年にわたって根本的な治療法がない、すなわち、〝治すことができない病気〟だと考えられてきました。

実際、精神科に行っても有効な治療法は、ほぼありません。できること、やってもらえることといえば、薬を処方されるくらいで、根本的な病気の原因にアプローチしたものではないからです。医師も諦めているのが現状でした。

しかし、医学の発展により、症状を根本から改善させる可能性が出てきました。それが幹細胞治療なのです。

幹細胞治療は、これまでの医学ではできなかった自閉症・発達障害の原因に働きかけることができます。病気に苦しんでいるお子さん、そしてご家族を救うことができるかもしれない、というのは最も大きな特長でしょう。

デューク大学の症例

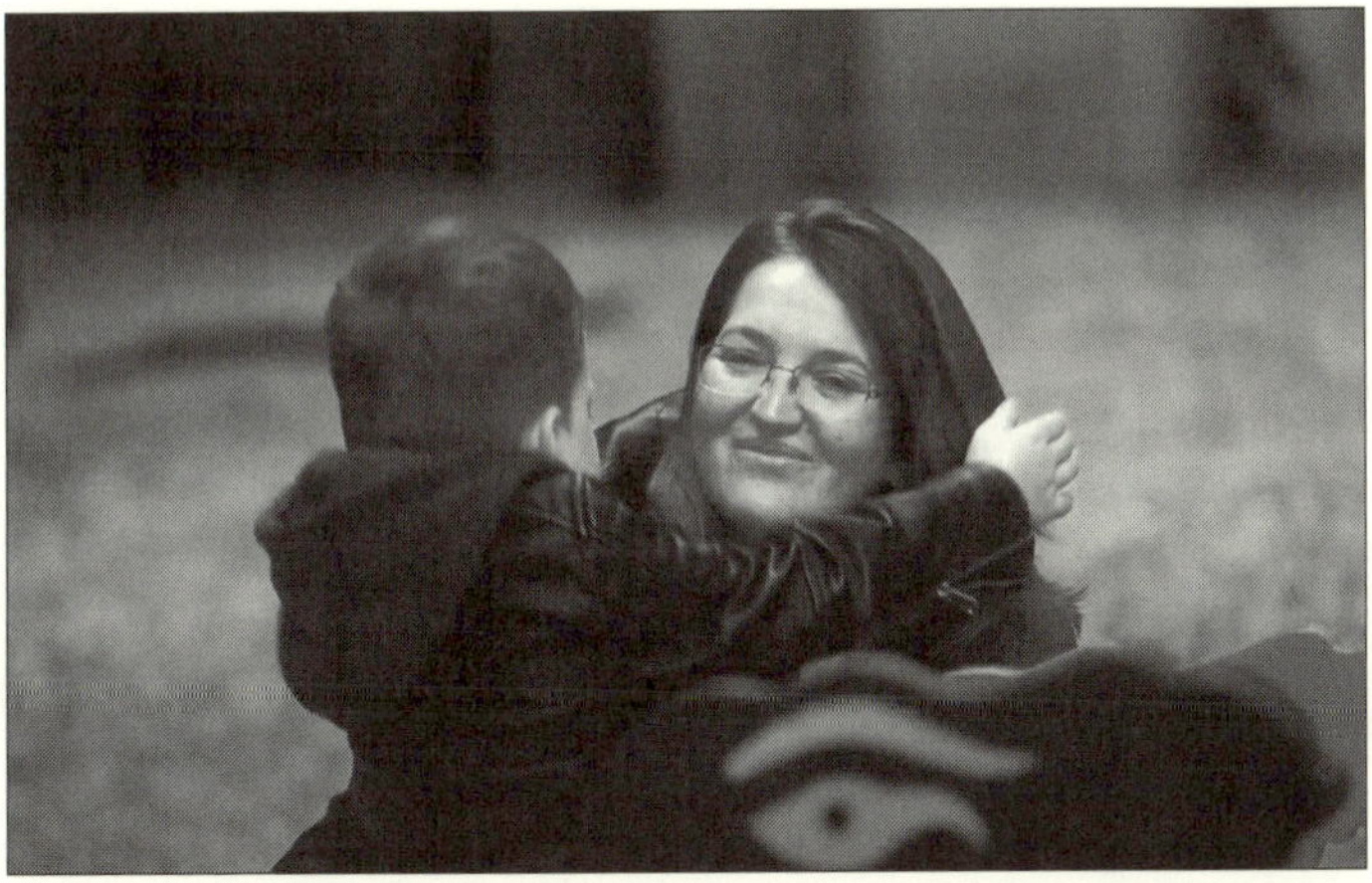

デューク大学で幹細胞治療を受けたルーマニア人の男の子と母親（「Stem cell therapy for a 6 year old boy with autism - Zero medication after 6 months」より）

自閉症・発達障害に対する幹細胞治療でもっとも多いのは、アメリカの大学病院における臨床例です。

なかでもアメリカのノースカロライナ州ダーラムに本部を置くデューク大学（Duke University）は、全米でも屈指の幹細胞治療を行っている大学です。

ひとつの例として、ルーマニアの６歳の自閉症の男の子に行われた幹細胞治療の結果を紹介しましょう。

男の子は４歳になっても流暢《りゅうちょう》に言葉が出てこないことに加え、人と視線を合わせてコミュニケーションをとるアイコンタクトも苦手でした。また、叫んだり咬んだりする不適切な行動もとっていたと

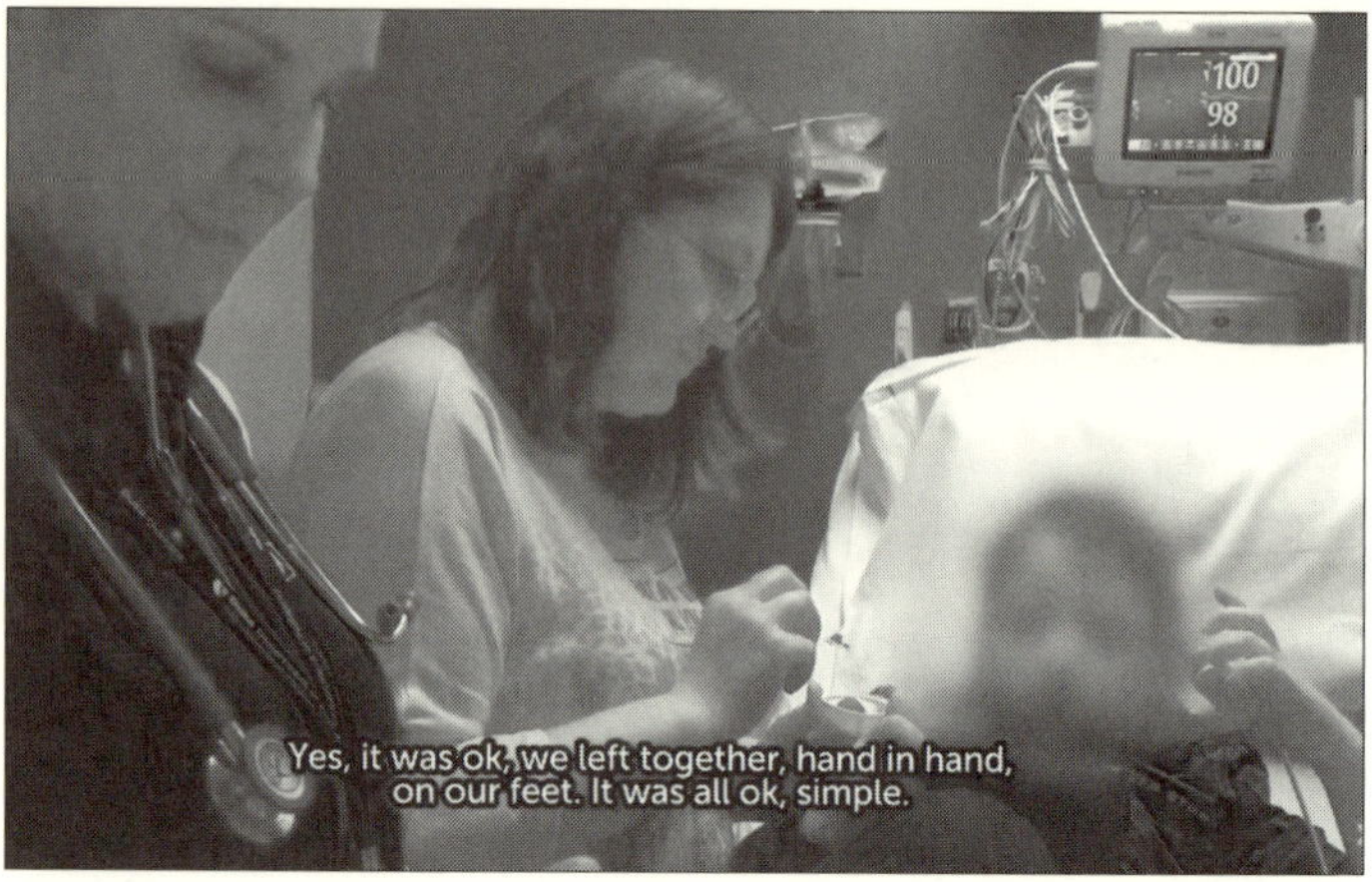
Yes, it was ok, we left together, hand in hand,
on our feet. It was all ok, simple.
幹細胞治療を受ける男の子。治療の結果、明かな改善が見られました（「Stem cell therapy for a 6 year old boy with autism - Zero medication after 6 months」より）

いいます。

神経内科医が下した診断は自閉スペクトラム症（ＡＳＤ）で、男の子はＡＢＡ（Applied Behavior Analysis：応用行動分析学、79ページ参照）によるセラピーを受けることになりました。そこでセラピストからアメリカでは幹細胞移植という治療法がある、ということを教えられた両親は、すぐに行動に移します。

夫婦は患者の男の子に弟が生まれたときに臍帯《さいたい》の細胞を保存していて、それを治療に使えないかと考えました。早速、デューク大学からＡＳＤ治療のための検査キットを取り寄せ、綿棒で取った息子たちの唾液をアメリカへ送りました。結果は「6項目のうち5項目が適合しているため、幹細胞治療が受けられる」というものので、すぐに渡米し幹細胞移植を受けたのです。

両親の選択は正解でした。

移植は無事終わり、男の子には明らかな改善が見られました。

治療の3か月後には、それまでの投薬を50パーセントの量に減らすことができ、6か月後にはASD治療の投薬を完全にやめて、ABAセラピーを続ける状態だけでよくなったといいます。

そして幹細胞治療の1年後には身ぶり手ぶりをするようになり、笑顔も見られるようになりました。それまで幼稚園で隣に立つこともできなかった他の園児たちと一緒に遊ぶこともできるようになったのです。

オープンマインドの必要性

一部の国では、幹細胞治療は自閉症・発達障害の治療法の選択肢として、普通に考えられています。しかし患者さんにとってメリットが大きい治療法であるにもかかわらず、一部の国では臨床を行っているクリニックがほとんどないのです。どうしてなのか、不思議に思わないでしょうか。

なぜ一部の国では、自閉症・発達障害に対する幹細胞治療が広まらないのか。

その背景には、医療界の保守的な風潮があるように思えてなりません。

障害を持つお子さんがいる家庭は、治療法について自ら調べ、知識を深めていく傾向があります。しかし、定型のお子さんを持つ方からすれば、自閉症・発達障害の治療法は身近ではないですし、関心を持たない方がむしろ自然です。

それと同じことが、医療の現場でも起きているのではないかと思うのです。

医療の現場では、自閉症・発達障害は治らない、医療的介入の対象外ということが、いまだに常識のように語られることがあります。

これらの病気を診察するのは、小児科、精神科、心療内科ですが、そこで行われているのは、夜眠れなければ睡眠薬を出し、暴れるようなら落ち着く薬を出すといった投薬を中心とした治療です。そこから一歩進んだとしても、リハビリテーションや療

自閉症・発達障害に対する保険診療の現状

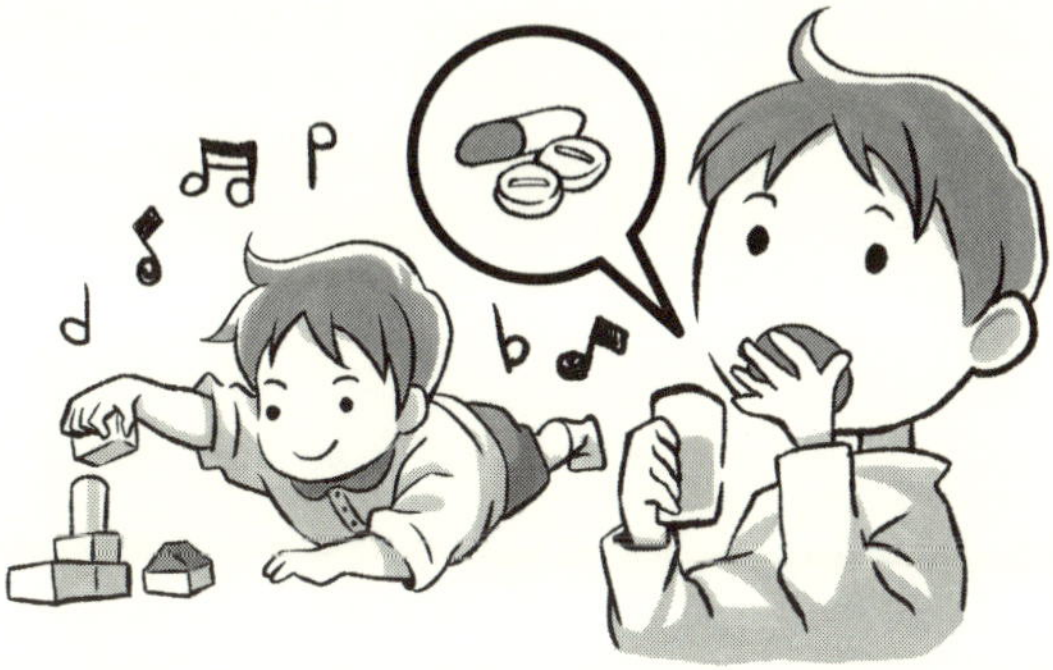

投薬と療育が中心で根本的な治療はできない

育、行動療法を勧める程度で、根本的な治療法はないという認識です。また、一般的な小児科では自閉症を扱っていないことも多く、医師のなかには自閉症に興味すらない、治療法はあるわけがないという「固定観念」を持っている人さえもいます。

私のクリニックの患者さんのなかにも、そういうタイプの医師にかかっているという方がいました。ご両親が医師に幹細胞治療について相談したら「なにそれ、ちょっとおかしいんじゃないの？」と治療を受けることを猛反対されたそうです。

その医師がそうした発言をした気持

ちも分かります。

私も家族にこの病気を持っている者がいなければ、自分ですら興味を持ったかどうか分かりません。医師といえども、特定の病気に対して、家族の方ができるほどの情熱を持って新しい治療や最先端の治療を探求するということは、なかなかできないのです。

幹細胞治療は、自閉症・発達障害の最新の治療法です。従来の一般的な医学的教育を受けていただけでは、理解できないのは当然です。

また、自閉症・発達障害に対する幹細胞治療は、残念ながらまだ自由診療の段階ですので、そうした点も一般診療を行っている医師から理解されにくくなっている一因かもしれません。

幹細胞治療の治療効果や改善の原理を知るには、海外で続々と発表される論文を読み込んでいく必要があります。自ら進んで学ばないと、知識を得ることはできません。知識や学びがなければ、アドバイスをしたり、勧めたりすることもできないでしょう。

自分の理解できない治療行為について反対するのは、ある意味、〝普通の人の行動〟といえるかもしれません。ただ、同時に患者さんの治療のチャンスを奪っている、という事実にも目を向ける必要があるとも思います。

そうした事情もあって、医療の現場よりも患者さんのご家族の方が関心が高い幹細胞治療ですが、最近ではご家族の関心に応えてか、理解を示すドクターも増えてきたように感じます。当クリニックで治療を受けたある患者さんは、症状の改善を感じて主治医に報告したところポジティブな反応が返ってきたといいます。また、ドクターのなかには、幹細胞治療に興味がある患者さんに当クリニックを紹介してくださるような方もいます。

まだ長い道のりがあるとは思います。ですが、きっとそう遠くない将来、日本のみならず世界で一般的な治療法のひとつになると信じています。

自閉症・発達障害に対する幹細胞治療にこだわる理由

私は自閉症・発達障害に幹細胞治療を積極的に取り入れる以前から、再生医療には医学を進歩させる高い可能性を感じていました。

しかし、幹細胞治療にこだわる理由として、私にはもうひとつ大きなきっかけとなることがありました。

発達障害の兄の存在です。

私の兄はある程度のコミュニケーションはとれますし、自立して生活をすることも可能ですが、重度の障害を抱えていました。

両親は根本的な治療法がないことを十分承知していましたが、それでも少しでも症状をよくすることができないかと、さまざまなことを調べ、いろいろなところへ足を運んだり診てもらったりもしていました。

当時は発達障害というもの自体の認知度がいまほど高くなく、学校では周りの人とうまくいかない、変わっている子と見られていたこともあったようです。それが原因でいじめに遭うことも多かったようです。

学校での相談はもちろんですが、クリニックやカウンセリングなど、少しでも効果があるようだと聞くと両親はそれを頼みの綱としていました。そこには高額な費用が

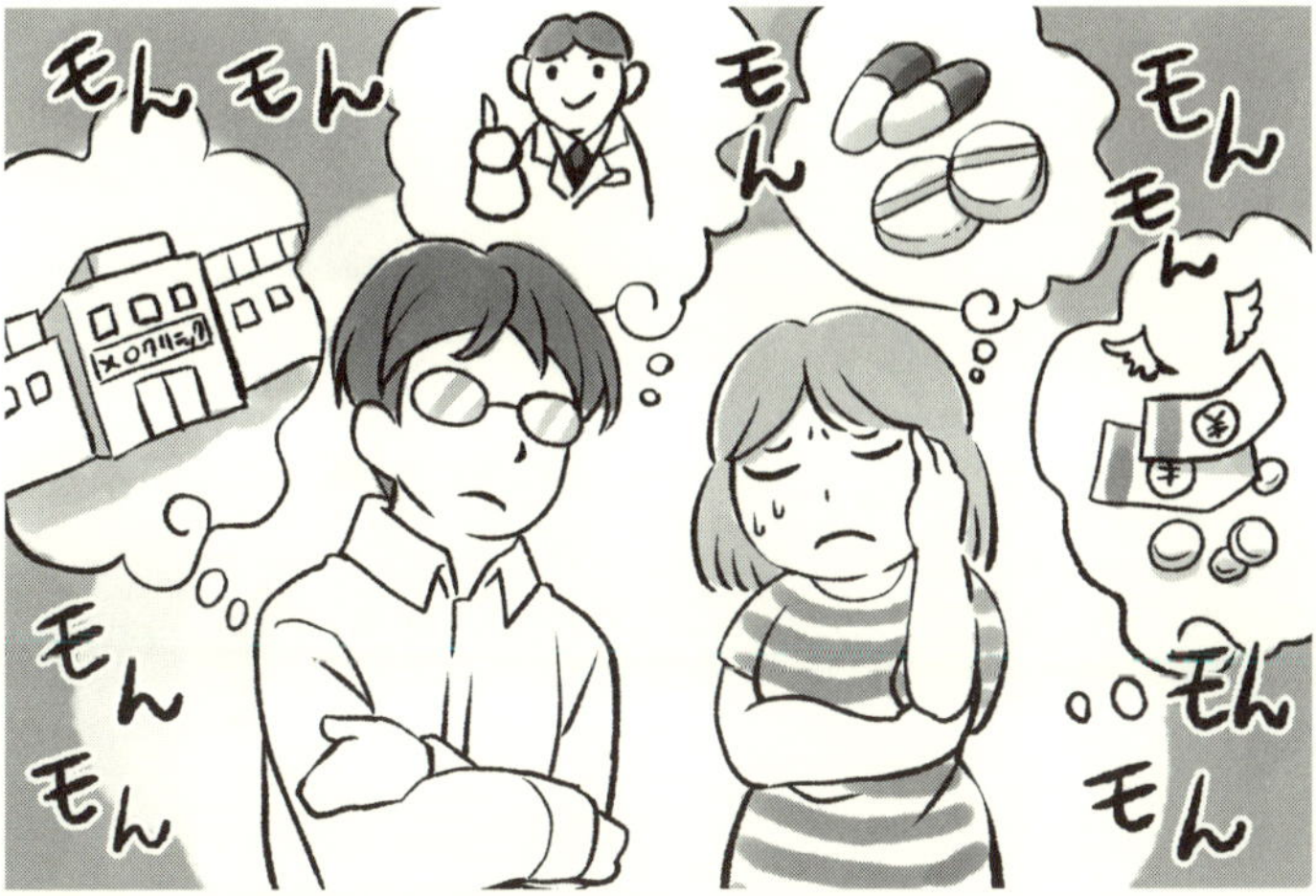

自閉症・発達障害の治療について悩むご家族も多いです

かかったと思われますが、兄が少しでも平穏な社会生活を営めるようになってほしいという一心だったのです。

そういう思いは、障害を持つ子どものすべての家族に共通していて、みなさんにも共感していただけるのではないでしょうか。

自閉症・発達障害の子どもを持つ親であれば私の両親と同様に、「社会で生きていくための力を、少しでもつけられるなら」と考え、病気について深く学び、なにが子どもにとっていいのか、どんな治療があるのかを必死に調べ、そのためには躊躇《ちゅうちょ》なく時間も足もお金も使うことでしょう。私も自分の子どもが障害を持っていたら、迷わず同じような行動をとると思います。家族、肉親というのはそういうものだということを、私自身の両親や多くのご家族を見ていて強く実感しています。

そんな両親の、容易には想像できないような学習と行動の甲斐なく、兄の状態が改善されることはありませんでした。それまでの医療の世界では、自閉症・発達障害は根本から改善させる方法はないとされていました。

精神安定剤などの投薬や、社会での対人関係のスキルを訓練するソーシャル・スキル・トレーニングなどを行って、日常生活に役立つ能力を少しでも身につけられるようにすることしかできないのが現実で、根本的な改善を図ることができる治療法はありませんでした。

やがて、私が医師として現場に立つようになり、唯一の可能性として出会ったのが再生医療でした。一部の医療界で徐々に再生医療の現実性が語られ、海外からの発表もかなり増えてきていました。

私はさまざまなリサーチを重ね、再生医療について学びを深めました。

再生医療は従来の医療とは一線を画すものでした。

人類は、投薬や外科的技術による治療、ウイルス対策などで多くの病気を克服してきましたが、再生医療は細胞レベルのテクノロジーを駆使して、人間が本来持っている「自己修復力」を利用して病気に対抗する技術です。

先ほど幹細胞が造血機能を回復させたというソ連の例を出しましたが、それだけでなく、再生医療はさまざまな病気を改善する可能性が高いとされています。それは自閉症・発達障害に対してもいえることで、多くの研究機関やクリニックで幹細胞を使った治療が行われるようになってきました。

私は再生医療に出会い、学び、海外の研究に大きな期待を寄せるなかで、いずれは幹細胞治療が自閉症・発達障害の治療法のひとつの選択肢となることを予想していました。そして、その予想が正しかったことを証明する出来事がありました。

兄が脳梗塞を発症したのです。

幸い命に別状はありませんでしたが、麻痺《まひ》が残り、痙攣《けいれん》の発作が定期的に起きるようになってしまいました。

そこで私は兄に幹細胞治療を施しました。

すると、30分に1回ほど出ていた痙攣発作が3～4時間に1回ほどに減り、ほとんど動かなかった腕の可動域も78パーセントほどまで改善されたのです。兄が受けた幹細胞治療は一度だけでした。それまで投与していた薬を変えてもいません。にもかかわらず、それだけ症状が改善したのは、幹細胞治療の効果であることに間違いないでしょう。

もし兄の幼少期に幹細胞治療が確立されていたら、両親の苦労はかなり軽減されていたでしょうし、兄の人生も大きく変わっていたことでしょう。

この経験によって、私が自閉症・発達障害に幹細胞治療を取り入れるべきだと強く思うようになり、さらに研究を重ね現在に至っています。

幹細胞治療の研究は現在も引き続き行っていますので、さらに治療は進化していくと思います。本書では現時点でも高確率で好ましい効果が出ている自閉症・発達障害に対する幹細胞治療について、できるだけ客観的なデータを集めて、医学的な原理や期待される効果について、分かりやすく説明していきたいと思います。

自分で判断することの大切さ

ここでひとつ、重要な注意点を挙げておきたいと思います。

みなさんは、自閉症や発達障害に関する情報を得るために、インターネットや本をご覧になっていることと思います。対処法や改善法について、身近な人からアドバイスをもらうこともあることでしょう。

そういうときは必ず、〝判断を他人任せにしない〟ということを大切にしていただきたいのです。

インターネットや本などで得られる情報には、たしかに有益なものもあります。しかし、なかには効果が疑わしかったり、医学的な根拠が乏しかったりするものも紛れ込んでいます。身近な人のアドバイスも同じです。役に立つものもあれば、医学的なエビデンスとはかけ離れたものもあります。専門家のなかにも想像や、個人的な感想レベルの意見を正しいものとして語るケースもあります。

それらの情報に振り回されてしまうと、結果的にお子さんにとって悪影響を及ぼすことになります。大切なのは、科学に基づいているかどうか、です。

本書では、自閉症・発達障害の幹細胞治療に関するエビデンスとして、論文に関する情報を載せています。

なぜ論文がエビデンスになるのか、というと複数の専門家のチェックを受けているからです。論文はただ書いて提出しただけでは評価はされません。書かれている内容に間違いはないのか、研究手法に誤りはないか、その分野の専門家や研究者の査読を受け、問題がないとされた論文だけが評価されます。エビデンス、つまり科学的な根拠が十分にある、と考えられるのです。

エビデンスのある情報を読み解くのは、決して簡単ではありません。しかし、ご自身で学習をしていけば、本当に有益な情報は必ず手に入れることができます。

大切なお子さまの未来を改善するために……。

諦めることなく、ご自分の判断で治療法の決定をしてほしいと思っています。

第2章

自閉症・発達障害とは？

安心して治療を受けていただくには、まずは病気のこと、そして治療法について理解を深めることが大切です。そして、そのうえで、ご自身の判断で治療をお受けいただくかを決めていただきたいと思っています。

難しいと感じる内容もあるかもしれませんが、ご自身で判断いただくには、どうしても前提となる知識は避けられません。

そもそも自閉症・発達障害とはどのような病気なのか。

どのような医学的な原理で幹細胞が効果を発揮するのか。

そして、実際に自閉症・発達障害にどのような効果が期待できるのか。

これから理論的に、詳しく解説していきましょう。

自閉スペクトラム症とは?

本書ではこれまで自閉症・発達障害と記してきましたが、現在ではそれらの病気は自閉スペクトラム症(自閉症スペクトラムとも。ＡＳＤ：Autism Spectrum

Disorder）と呼ぶようになっています。

自閉スペクトラム症は次のような特徴がある神経発達症のひとつです。

1．言葉や言語発達の遅れ
2．コミュニケーションの発達に問題がある
3．パターン化した常同行動
4．感覚系統の異常
5．知的障害の合併が多い

2013年にアメリカ精神医学会がDSM-5（精神疾患ガイドライン）という診断基準を発表して以降、

・自閉症
・広汎性発達障害
・アスペルガー症候群

などを総称して、自閉スペクトラム症と呼ぶようになりました。

自閉スペクトラム症は、生まれつきの脳機能の障害だと言われています。ご両親の育て方の問題などではありません。

発生頻度は25年ほど前までは1000人に1～2人とされていましたが、近年ではその数が増加し、100人に1人といった報告もあります。アメリカではさらに多く、全児童の5%程度まで有病率が増加しているとも言われています。

アメリカ国立医学図書館のウェブサイトに掲載された自閉スペクトラム症の男女比に関する研究によると、中度から重度の自閉スペクトラム症は、男女比が4：1と推測されています。

この調査数値は地域によって多少異なりますが、1990年から2010年までの20年間で変わりはないといいます。女の子よりも男の子の方が4倍ほどなりやすい、といえるでしょう。

実際、当院にお見えになる患者さんも、男の子の方が多くなっています。

発達障害の代表的な例と特徴

自閉スペクトラム症	言葉の遅れ、コミュニケーション障害 1人遊びが多い、他者への興味が薄い
注意欠陥 多動性障害 (ADHD)	「不注意優勢型」…気が逸れやすい、活動に集中できない 「多動-衝動性優勢型」…常に動いている、椅子に座っていられない 「混合型」…不注意優勢型と多動-衝動性優勢型を併せ持つ
学習障害(LD)	「読字障害」…ひらがなを音読するのが遅い、読み間違える 「書字障害」…字のバランスをとることが難しい、文章で助詞をうまく使えない 「算数障害」…文章問題を解くことが難しい、数の概念が身につかない
トゥレット症候群	多種類の運動チックと1つ以上の音声チックが1年以上続く重症なチック障害
運動チック	本人の意思とは関係なく、突然体が素早く動く 【例】目をパチパチさせる、顔をクシャッとさせる
音声チック	本人の意思とは関係なく、突然起こる動きや発声 不適切な言葉を発する汚言症も含まれます 【例】咳、鼻鳴らし、奇声
吃音症	一般的に「どもる」とも言われます 【例】き・き・きのう(昨日)、きーーのう、・・・きのう

※数種類の発達障害を併せ持つケースや知的障害を併発しているケースもあります。安易な判断はせず、医療機関の診察を受けましょう。

自閉スペクトラム症の主な特徴

自閉スペクトラム症には、次のような典型的な5つの特徴が見られると言われています。

①コミュニケーションが苦手
②言葉の遅れがある
③こだわりやパターン化した行動
④対人関係や社会関係を築きにくい
⑤感覚過敏・感覚鈍麻がある

それぞれの特徴について見ていきましょう。

自閉スペクトラム症の典型的な特性

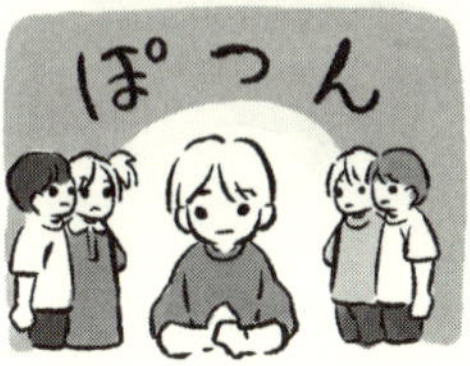

特性①
コミュニケーションが苦手

特性②
言葉の遅れがある

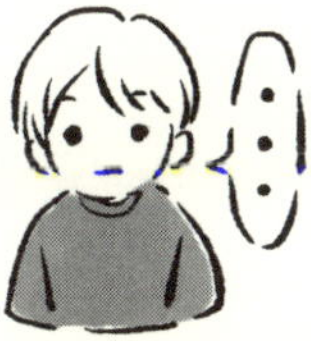

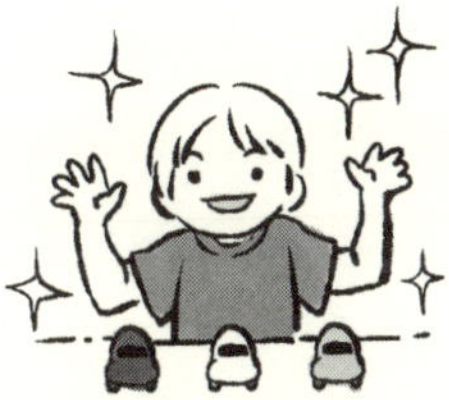

特性③
こだわりや
パターン化した行動

特性④
対人関係や
社会関係を築きにくい

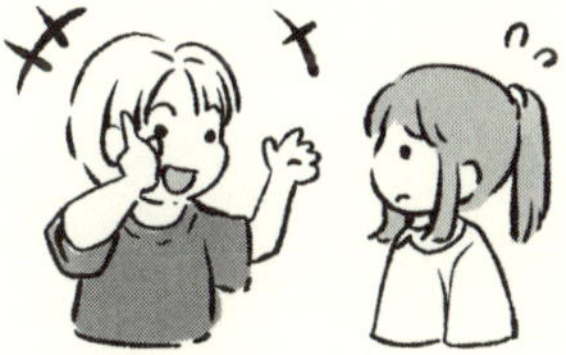

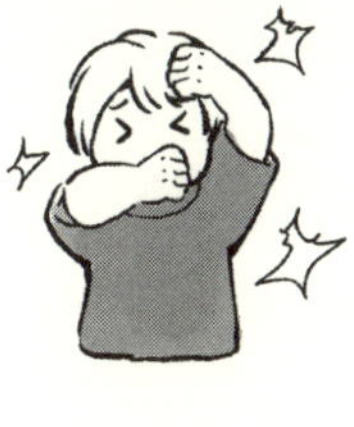

特性⑤
感覚過敏・
感覚鈍麻がある

①コミュニケーションが苦手

自閉スペクトラム症の方は、他人とのコミュニケーションを苦手としています。

そのため、話を聞いても反応をうまく返せなかったり、冗談が通じなかったり、人の話に割って入ったり、一方的に話を続けたりしてしまいます。また、喜怒哀楽の表現が不得意で、複雑な文章や言葉への理解が難しいといった特徴もあります。

その特性ゆえ、相手が傷つくことを言ってしまったり、無視をしたと誤解されてしまったりするケースもあります。

コミュニケーション障害の方は苦手なことが多い印象がありますが、一方で「語彙《ごい》数」に問題はなく、「音読」、「つづり」といった点はスムーズにできるのも特徴です。

このコミュニケーション障害は、成長とともに改善されるものではありません。

②言葉の遅れがある

自閉スペクトラム症の症状で、とくに顕著なのが言葉の発育の遅れです。

発達障害を持たない定型発達では、早くて生後9か月、遅くても1歳6か月頃には言葉を話し始めます。

一方、自閉スペクトラム症のお子さんは、2〜3歳になるまで言葉が話せず、言葉を発しても不明瞭であるという特徴があります。

生活環境の違いなどによって個人差は出てきますが、1歳半で意味のある言葉が出ない、2歳で二語文が出ない、3歳で三語文が出ないとなると、言葉の遅れが考えられます。

初期の段階では、「いずれよくなる」と思っているご両親もいらっしゃいます。当然、そう思いたいという気持ちは分かるのですが、3歳くらいの段階で明らかな遅れがある場合は、自閉症、もしくは知的障害という判断をして、治療介入をしてあげたほうが、お子さんのその後の人生は圧倒的によくなります。

言葉の遅れが生じる要因には、次のようなものがあります。

- 知的障害をともなっている
- 興味に偏りがある
- 集中することが苦手なため言葉での学習が難しい

「パパ」や「ママ」のように、両唇を使った言葉は難しいとされています。

その一方で、突然「株式市場」など難しい内容の言葉を発して周囲を驚かせるケースもあります。

これは自閉スペクトラム症の特徴のひとつである、「エコラリア」によるものと思われます。「エコラリア」とは、テレビなどで聞いた言葉や話し相手から聞いた言葉をオウム返しすることです。時間が経ってからテレビなどで聞いた言葉を繰り返す場合もあるので、意味を理解しているわけではありません。

③こだわりやパターン化した行動

3つ目の特徴は、こだわり行動とパターン化です。

自閉スペクトラム症のある子どもや大人のなかには、特定のものに対して強いこだわりを見せる人がいます。

【こだわりの例】

・特定のメーカーの食品しか口にしない

・特定の衣類しか身に着けない
・自分のなかのルールやルーティンの変化を受け入れられない
・気に入った動画を繰り返し見る（動画のワンシーンを巻き戻して繰り返し見る）
・同じ遊びを延々と繰り返す（くるくる回る、など）

これらはあくまで一例であって、こだわりの内容はお子さんによって、ひとりひとり異なります。

このなかでも、食に対するこだわりは「偏食」と呼ばれています。偏食は好き嫌いと勘違いされがちですが、育児の問題ではありません。偏食がある場合は、子どもに関わる周囲の人に理解をしてもらう必要があるでしょう。

④対人関係や社会関係を築きにくい

４つ目の特徴は、対人関係や社会関係が築きにくいという点です。

要因としては、次のようなものが挙げられます。

・柔軟な対応が難しい
・周囲の人に興味がない
・目的のない会話が苦手
・集団のなかに入ることが苦手
・相手との距離感が理解できない
・相手の感情を読み取ることが難しい　など

子どもの頃は、幼いことを理由に気付きにくい面がありますが、成長とともに周囲が違和感を覚えるケースもあります。

またコミュニケーションの面でも触れたように、思ったことをすぐ言葉にするため相手を傷つけたりといったトラブルが起きるケースも少なくありません。

これらは自閉スペクトラム症の特徴であるため、理解が得られないと周囲との関係が築けないこともあるでしょう。実際、自閉スペクトラム症が現在のように認知されていなかった時代は、「少し変わった人」と捉えられることが多かったようです。

現在では、早期療育の必要性や治療に関する研究が進んでいます。
怪しいなと感じたら、早めに医療機関を受診するのもひとつの方法です。

⑤感覚過敏・感覚鈍麻がある

5つ目の症状は、感覚過敏や感覚鈍麻です。
主な感覚過敏には、次のようなものがあります。

- 聴覚過敏…大きな音や特定の音が苦手
- 触覚過敏…触れられると痛いと感じる。締め付けのある衣類が苦手など
- 視覚過敏…光や色、物の動きなど、視界に入る刺激に過敏になる

感覚過敏の原因として、考えられているのが遺伝子の異常です。

大阪大学や専修大学などが2021年に発表したところによると、マウスを使った実験において発達障害の関連遺伝子（Cyfip2）の欠損によって、網膜や視覚機能が異常を示すことが確認されたそうです（国立研究開発法人　科学技術振興機構「発達障害の関連遺伝

子の欠損で網膜・視覚機能が変化～発達障害において感覚の過敏や鈍麻が生じるメカニズムの解明に貢献～」より）。

感覚鈍麻は、過敏と反対の症状で、特定の刺激への反応が弱くなる状態です。

主な感覚鈍麻には次のようなものがあります。

・気温や温度に鈍い…体温調整が難しい。火傷をするまで気付かない
・痛みに鈍い…医療機関への受診が遅れる

感覚が鈍いことから痛みに対する刺激を求めて、「感覚探求」をしてしまうお子さんもいます。

感覚探求とは、足が床に着く刺激を求めて強く足踏みをするなど、刺激を得るために自身の体を動かしたり、傷つけたりすることです。

感覚過敏は、本人が不快感をあからさまに表現するので周囲も把握しやすいのですが、感覚鈍麻は本人も気づいていないため、周囲も異変を察知しにくい傾向がありま

す。時に命に係わる事態に陥ることも考えられるため、家族は気が抜けません。

自閉症・発達障害・知的障害の原因について

かつてアメリカでとんでもない持論を展開した児童精神科医がいました。１９４０年代のことです。その医師は、「自閉症は母親の愛情の欠如に関係している」と言い出し、その時代の自閉症の子を持つ母親は〝冷蔵庫マザー〟という酷いレッテルを貼られてしまいました。

さらに１９６０年代には同じアメリカの心理学者が、「親の教育が悪いから自閉症になる」と主張し、酷い風潮に拍車をかけることになりました。自閉症の子どもと家族はますますつらい思いを強いられることになったのです。

これらに真正面から反論を展開したのが、カリフォルニア大学ロサンゼルス校の教授で心理学者のイヴァ・ロヴァスでした。

彼は自閉症の子どもたちに行動変容法や応用行動分析学を取り入れた１対１の治療

イヴァ・ロヴァス博士とは？

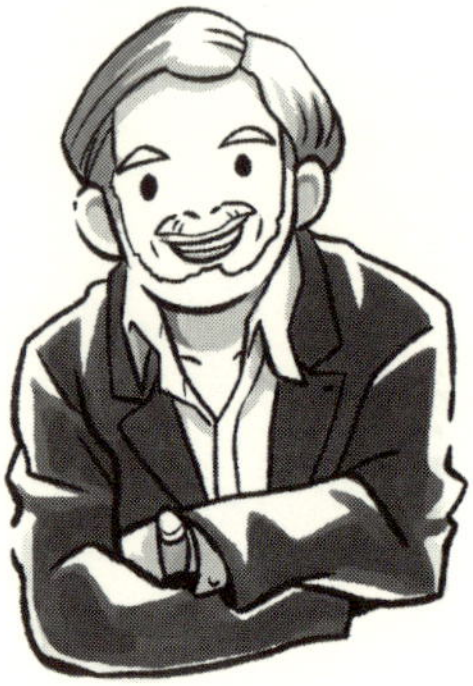

オレ・イヴァ・ロヴァス

(1927～2010)

アメリカの心理学者、カリフォルニア大学ロサンゼルス校（UCLA）教授。小児自閉症の治療に生涯をかけて取り組み、ABA（応用行動分析）に基づいた療育法「ロヴァス・プログラム（ロバース法）」を考案した。

を行ったところ、19人のうち9人が〝なんとなく行動できる能力〟を獲得したという報告を行ったのです。その子どもたちは、後に付き添いなしで小学校の普通学級に入学することもできました。

この科学的データに基づいた研究結果をきっかけに、その後も多くの研究者によって自閉症の原因が調べられるようになりました。そして「自閉症は決して両親の教育やしつけが原因で起きるのではなく、なんらかの要因によってもたらされる先天的な障害である」ということが明らかになったのです。

これは現在まで変わらない認識ですので、「私の育て方のせい？」「しつけの仕方が悪かったの？」「すべての原因は私にある？」と悩む必要はありません。育て方やしつけで自閉症になるわけではないのです。

ただし、その原因にはさまざまな説があり、はっきりとしたことはまだ解明されていません。近年では医学の発展によって、有力視されている説がいくつか出てきていますので、それらを紹介しましょう。

※現時点ではすべて仮説ですので、その点をご理解ください。また後天的要因はあったとしてもごくわずかであり、その意味でご両親を責めるような意図はまったくないことを明確に記しておきます。

●脳の機能障害説

自閉症・発達障害は、脳の先天的な機能障害によって生じるとする説です。脳そのものに異常があるわけではなく、脳につながる血管や神経になんらかの炎症や機能障害が発生している、とする説もあります。

●食品添加物の過剰摂取説

環境要因として、食品添加物の過剰摂取が原因だとする説もあります。

これは2019年に、アメリカのセントラル・フロリダ大学の研究チームが発表したものです。自閉症の子どもは過敏性腸症候群であることが多いため、脳と腸になんらかの関係があるのではないか、と調査したところ、自閉症の子どもの便にはそうでない子どもの便に比べて、多量のプロピオン酸（PPA）が含まれていることが判明したそうです。

プロピオン酸は人間の腸内にも存在していますが、パンやチーズなどの防カビ剤としても用いられています。このプロピオン酸を神経幹細胞に大量に曝露《ばくろ》したところ、細胞の損傷や炎症が見られたといいます。

この食品添加物の過剰摂取説は、まだ研究の途中で原因として断定されたわけではありませんが、魚の油に含まれるEPAやDHAを摂取すると自閉症や発達障害の症状が緩和するという研究報告も出されています。

また、自閉症・発達障害にはマイナーなアレルギーが関与しているのではないかという見方もあり、グルテンフリーの食品も神経系の炎症を抑えるといった報告もあり

プロピオン酸（PPA）とは？

腸内細菌が食物繊維やオリゴ糖などを分解して発生する短鎖脂肪酸の一種で、ヒトの腸内にもともと存在しています。自閉症の原因とする研究がある一方で、プロピオン酸自体には心臓の病気を防いだり、血管機能障害を改善させるといった好ましい効果がある、とする研究報告もあります。

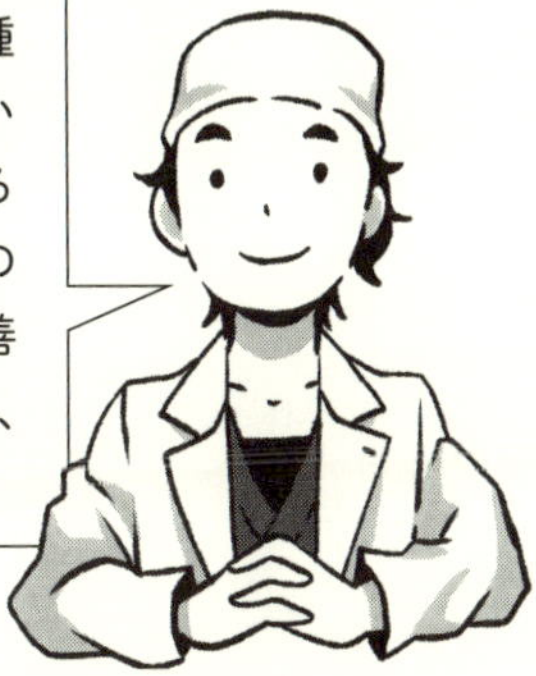

ます。
　ちなみに、自閉症には「ワクチンが原因」とする説もあります。これは1998年にイギリスの医師らが発表した論文がもとになった説ですが、現在ではこの論文は撤回されています。

●高齢出産説

　高齢出産が要因のひとつになっている、という説もあります。

　現代では珍しくなくなった「35歳以上の初産婦」ですが、日本産婦人科学会では「高齢出産」と定義されています。

　卵子は加齢とともに老化し、胎児が染色体異常を持つ確率が高まることが分かっています。

カリフォルニア大学デービス校の調査によると、30歳未満の女性に比べて、40歳以上の女性が出産した子どもが自閉症である確率は、約2倍に増えていました。また、出産年齢が5歳上がるごとに自閉症・発達障害のリスクは18%上昇する、という調査結果になりました。

高齢化のリスクは男性にも存在しており、高齢になればなるほど精子の遺伝子異常の発現率は上昇する、といった研究も存在しています。

父親か母親、そのどちらかが高齢の場合でも、自閉症・発達障害のリスクが高くなる可能性はあります。

●遺伝子異常説

なんらかの遺伝子の異常が、自閉症・発達障害の原因になっているという説です。

近年、医療関係者のあいだでは、自閉スペクトラム症の原因はひとつではなく、遺伝的な要因と環境的な要因の両方が関係しているという見方が大勢を占めています。

実際、これまでの研究によって、原因とされる遺伝子はいくつも見つかっています。

ただ、注意が必要なのは、それらが必ずしも親から子へと遺伝するわけではないということです。

親は自閉スペクトラム症でも、子どもは発症していないというケースもありますし、逆に両親は何の症状もなく、普通に社会生活を送れているのに、お子さんは兄弟全員が自閉症といったケースもあります。その場合は、ご両親を含めたどこかの部分に、遺伝子の異常がある可能性があります。

「脳の機能障害」、「食品添加物の過剰摂取」「高齢出産」「遺伝子の異常」が、自閉スペクトラム症の原因として考えられているものですが、そのほかにも環境リスク要因（仮説）として次のようなものが挙げられています。

- 出生時の外傷
- 低酸素症
- 母体の肥満
- 妊娠間隔が短い

・妊娠糖尿病
・妊娠中のバルプロ酸服用

しかし、これらもはっきりとした因果関係は分かっていません。現在でも世界の多くの機関で研究が続けられていますので、今後はさらに詳しいことが分かってくることでしょう。

当院では自閉症・発達障害の患者様に対して、幹細胞治療とは別の治療も行っています。食品添加物やアレルギーに起因すると思われる方には、腸内フローラ移植を行うプロバイオティクス療法があります。また、遺伝的な要因を確かめる手段としては、遺伝子検査というものを行っています。お子さんを対象に行っているものですが、ご希望があればご両親の検査も可能です。

それらに関しては第４章であらためて説明しています。

年代別に見る自閉症の症状

それでは、自閉症はいつ分かるのでしょうか。

ここでは、年齢別に自閉症の症状を解説していきましょう。

お子さんが自閉症かもしれないと不安を感じている方は、参考にしてください。

●0〜1歳

赤ちゃんは人の顔に興味を持ち、好む傾向にあります。また、成長とともに抱っこなどのスキンシップを求めるようになります。

その一方で、自閉症の赤ちゃんは定型発達の赤ちゃんとは異なり、人に興味を示すことが少ない傾向があります。

自閉症の赤ちゃんには、次のような特徴があります。

・目を合わせない
・呼んでも振り向かない
・抱っこを嫌がる（のけぞる）
・音などに敏感

赤ちゃんによっては、ミルクを与える人が変わると途端に飲まなくなったり、入浴時に濡れることが嫌で火が付いたように泣いたりするといったケースがあります。ただし、乳幼児期は成長の個人差がありますので、これらの特徴に当てはまるからといって必ずしも自閉症とは限りません。

●2～3歳

通常2～3歳頃になると、二語から四語文を言えたり、簡単な指示に従えるようになったりします。また、運動能力も発達し、安定して歩くようになったり、遊びの幅も広がる年齢です。自閉症のある子どもの多くは、2～3歳頃に診断を受けます。2～3歳児に見られる自閉症の症状をまとめました。

・言葉の遅れ（二語文を使わない）
・指示に従うことが難しい
・歩き方が不安定
・指さしをしない
・人に興味、関心がない
・ちょっとしたことで癇癪《かんしやく》をおこす
・食事へのこだわり（偏食）が強い

とくに「偏食」は、好き嫌いと勘違いされることが多いですが、嫌いで食べないのではありません。その料理が口に入った時の触感や、料理そのものの形態にこだわりがあるために食べられない状態を指します。

偏食だけではなく、難しい行動などは無理に正そうとせず、様子を見ながら本人に合わせることが大切でしょう。

●4〜5歳

4〜5歳になると、集団行動ができるようになり、遊びのルールが理解できるようになります。幼稚園や保育園で、社会性を学び始める時期ともいえるでしょう。しかし、自閉症のある子どもは遊びの中のルールなどを理解することが難しく、次のような行動を見せることがあります。

- 順番が守れない
- 鬼ごっこなどのルールを理解することが難しい
- 集団行動が難しい
- 同じ遊びを飽きずに繰り返す

これらの症状から、友だちとのトラブルが増えていきます。集団での行動などは、本人にとって理解が難しいため、個別支援も視野に入れておきましょう。

●6〜13歳

学校に入学すると多くの人と関わるようになり、規則も増えてきます。これまでの環境とは大きく変化するため、負担が大きくなり、周囲も自分たちとの違いに気づき始めます。

6～13歳に見られる症状は、これまで紹介してきた症状と同じ内容です。

しかし、衝動性が出てきたり、多動などの症状が目立ったりする場合もあり、自閉症のある子どものなかには知的障害などを併せ持つケースがあるため、障害や本人の発達に合わせた環境づくりが重要になります。

自閉スペクトラム症の診断

それでは自閉スペクトラム症はどのように診断されるのでしょうか。

自閉スペクトラム症のように目に見えない障害は、診断基準を満たすことはもちろん、本人や家族が困っているかどうかという点も重要なポイントになっています。

●自閉スペクトラム症の診断時期

自閉スペクトラム症の診断時期は、1歳6か月からです。

乳幼児健診で、

- ・目が合わない
- ・指さしをしない
- ・笑いかけても微笑み返さない
- ・言葉を発さない
- ・こだわりが強い
- ・集団に入ろうとしない

などの特徴が指摘されるほか、家族が気づくケースもあります。

自閉症・発達障害の診断は簡単ではありません。

お子さんひとりひとりの特徴が異なるため、自閉スペクトラム症があっても、早くから言葉が出ていたり、目が合ったりするお子さんもいます。そのため、気づかれな

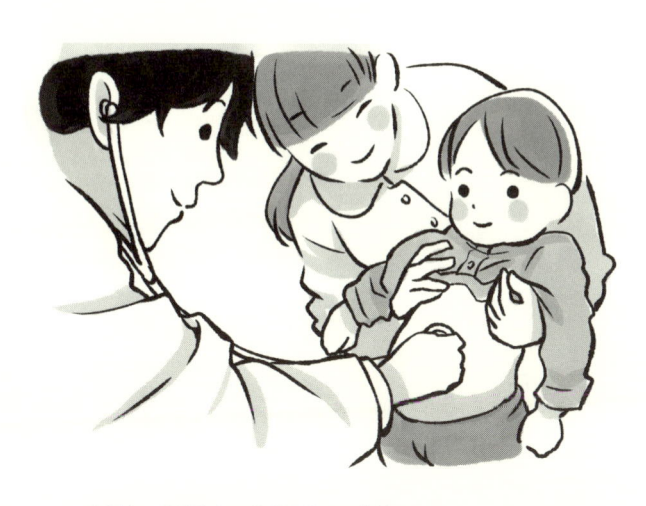

自閉症・発達障害は乳幼児健診で指摘されるケースもあります

いまま成長し、大人になってから自閉スペクトラム症と診断されるケースもあります。

自閉症・発達障害の診断は、厳密には医師のみが下すことができます。診断は、小児科、児童精神科、小児神経科、発達外来などで、専門医が臨床心理士や作業療法士、言語聴覚士といった専門家と連携して、診断を行っています。

医療機関では問診に始まり、行動観察、保護者からの聞き取り、心理検査、知能検査などを行い、医学的な判断から自閉症・発達障害という診断を下します。

ただし、児童精神科や発達外来は数が少ないため、診察を受けるのは簡単ではありません。なかには予約から初診まで数か月待った、医師の診察を受けるのに2年もかかったといったケースもあるといいます。よって現実的には発達支援センターなどで検査を行い、診断の役割を担っていることが多いです。

ちなみに幹細胞治療は、自閉症・発達障害の確定診断がなくても受けることは可能です。幹細胞治療は早期に受けたほうが、高い効果が望めます。お悩みの際は、ぜひ一度ご相談ください。

●自閉スペクトラム症診断テストDSM-5

自閉スペクトラム症の診断には、「DSM-5」が用いられています。

「DSM-5」は、米国精神医学会が作成する国際的な精神疾患の診断・統計マニュアルで、日本でも広く使われています。

精神疾患は、身体的な疾患とは違い、血液検査やレントゲン検査などで病状を正しく把握することができません。そこで患者さんの心理状況や行動から診断を下す基準として、「DSM-5」は作られました。

「DSM-5」では、自閉スペクトラム症は、次の条件を満たすときなどに診断されるとしています。

①複数の状況で社会的コミュニケーションおよび対人的相互反応における持続的欠陥があること
②行動、興味、または活動の限定された反復的な様式が２つ以上あること（情動的、反復的な身体の運動や会話、固執やこだわり、極めて限定され執着する興味、感覚刺激に対する過敏さまたは鈍感さ　など）
③発達早期から①②の症状が存在していること
④発達に応じた対人関係や学業的・職業的な機能が障害されていること
⑤これらの障害が、知的能力障害（知的障害）や全般性発達遅延ではうまく説明されないこと

（厚生労働省「e‐ヘルスネット」より）

また、知的障害や言語障害の有無を明らかにし、ＡＤＨＤ（注意欠陥多動性障害）との併存の有無を確認することも重要とされています。

●非典型例はDSM-5診断は不十分

自閉スペクトラム症には、注意深く観察しないと特徴的行動が見られない「非典型例」があります。自閉スペクトラム症の非典型例には次のような特徴があります。

・DSM-5の一致率が低い
・グレーゾーン

自閉スペクトラム症の非典型例には、「CARS2（小児自閉症評定尺度　第2版）」が用いられます。「CARS2」は自閉症かどうか、また、自閉症の重症度を把握するために作られた指標です。

「CARS2」には、大きく分けて「CARS2-ST（標準版）」と「CARS2-HF（高機能版）」の2種類があります。標準版の「CARS2-ST」は、2歳以上6歳未満の方か、6歳以上でIQ79以下、もしくは意思伝達に困難がある方が対象です。高機能版の「ＣＡＲＳ２－ＨＦ」は、6歳以上かつＩＱ80以上、流暢に話ができる方が対象です。それぞれ15項目からなり、年齢や知的障害の程度によって使い分けて評定を行う仕組みです。

非典型例は判断が難しいため、専門家からの評価を受けることをおすすめします。

自閉症は生後2年までに気づかれるケースが多い

自閉症・発達障害の見極めは難しいものです。

早い場合は1歳半健診で気づかれることもありますが、特徴的な行動がはっきりと表れてくるのは、やはり2歳を過ぎてからでしょう。

診断は専門の医療機関で行われますが、長い時間がかかります。その間、十分な支援を受けることができず、たいへんな思いをされたというケースもあるといいます。

当クリニックでは確定診断を受けていらっしゃらないお子さん向けに、簡易的なチェックリストを用いています。参考までに当院で使用しているものを紹介します。

発達機能評価（一部抜粋）

社会的動作交流の困難性

（各設問、お子さんの状況を「無し／軽度／中程度／重度」でお答えください）

1. アイコンタクトが乏しい、または普通ではない角度から物を見る
2. 呼ばれても無視をする、広汎的な無視、声のする方に目を向けない
3. 騒音に対する過剰な恐怖（例：掃除機）、頻繁に耳をふさぐ
4. 自己の世界に浸る、こもる
5. 周囲への関心、興味の欠如
6. 場面にそぐわない表情をする
7. 適切ではない場面で泣いたり笑ったりする
8. 自分の思い通りにならないと癇癪や過剰反応をする
9. 痛みに鈍感、気付かない（意図しない頭や腕、足の殴打に反応しない）
10. 触られたり握られるのが嫌い（なでなでや手繋ぎなど）
11. 人混みが嫌いで、外食やスーパーなどが苦手
12. 妥当でない不安がある
13. 不適切な感情表現・反応をする
14. 両親を見たときに普通ではない喜びの表現をする
15. 真似をする能力の欠如

発語の遅れと言語習得

（各設問、お子さんの状況を「無し／軽度／中程度／重度」でお答えください）

1. 言語習得の喪失
2. 普通ではない音や幼児的な泣き声を発する
3. 求められているより大きな声を出す
4. 理解できない言葉を頻繁に発する
5. 基本的な事の理解が困難
6. 何か欲しい時、両親を引っ張り回す
7. ジェスチャーで要求や願望を表現する事が困難
8. 自発的に物事を始めたりコミュニケーションを取る事がない
9. 聞こえた言葉や言葉の一部、TVCMを繰り返す
10. 同じ言葉やフレーズを何度も繰り返す
11. 会話を続けられない
12. 会話が単調で変化がない、不適切な場面で止まる
13. 子ども、大人、物に同様に話す、差別化できない
14. 不適切な言葉の使用（誤った言葉やフレーズ）

一般的な自閉症の治療法

先ほども述べましたが、日本における自閉スペクトラム症の割合は、1~2%といわれています。その割合は増加傾向にあり、日本の幼児の約3%、小学校高学年の児童の約5%が自閉スペクトラム症とする報告もあります。

では、日本では自閉症・発達障害に関してどのような治療が行われているのでしょうか。ここからは自閉症・発達障害の治療で、2024年現在、健康保険が適用されている診療内容を説明しましょう。

●基本的には投薬治療

病院やクリニックによりますが、基本的に小児科では自閉症・発達障害に対する治療介入はあまり行われていません。児童精神科や小児神経科といった専門的な医療機関で対応しているケースが多いです。そこで行われている保険診療は、いわゆる対症

自閉症・発達障害で処方される薬

症状	処方薬
睡眠障害	睡眠に関わるホルモンに作用する薬剤など
多動・衝動やこだわり行動など	抗精神病薬 非定型抗精神病薬 など
不安・強迫性障害など	抗不安薬 選択的セロトニン再取り込み阻害薬 など

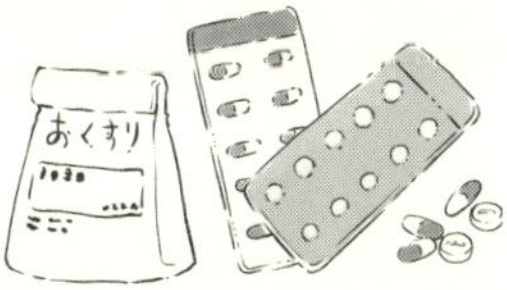

療法であり、投薬が中心になっています。

自閉スペクトラム症の特性に、じっとしていることが苦手な「多動症」、夜になると興奮して眠れない「睡眠障害」があります。そうした特性が見られる場合は、興奮を抑える効果があるリスパダール、アリピプラゾールといった薬や睡眠薬が用いられます。

ＡＤＨＤのように興奮しすぎたり、または静かに座っていられなかったりする患者さんなどにも、それに合わせた特殊な薬が処方されます。うつ病に近い症状を合併している場合には抗うつ薬のＳＳＲＩ、てんかんには抗てんかん薬が投与されます。

しかし、これらはいずれも特定の症状を一時的に抑えるというだけのもので、症状を根本的に改善していく効果はほとんどありません。治療法をよく調べられている自閉症・発達障害のお子さんをお持ちのご家族の方は、薬物治療による完治は期待していないというのが現状です。

●個性を伸ばし、苦手を克服するトレーニング「療育」

療育というのは、自閉症・発達障害の子どもの苦手なことを克服することをサポートし、日常生活をストレスなく過ごせるように行う支援のことです。

できることを増やしたり、特性によって生じるトラブルに対する解決の糸口を見つけたり、知ったりすることによって、お子さん自身が暮らしやすくなるように道しるべを作ってあげることが目的です。療育も投薬同様、完治させることはできるわけではありませんが、トレーニングをすることで生活の質を上げていくことができます。

自閉症・発達障害の子どもを対象にした児童発達支援という通所支援があります。

これは各地域や幼稚園・保育園、家庭が連携した福祉サービスで、未就学児を対象にしています。児童福祉法に基づいた「児童発達支援センター」や「児童発達支援

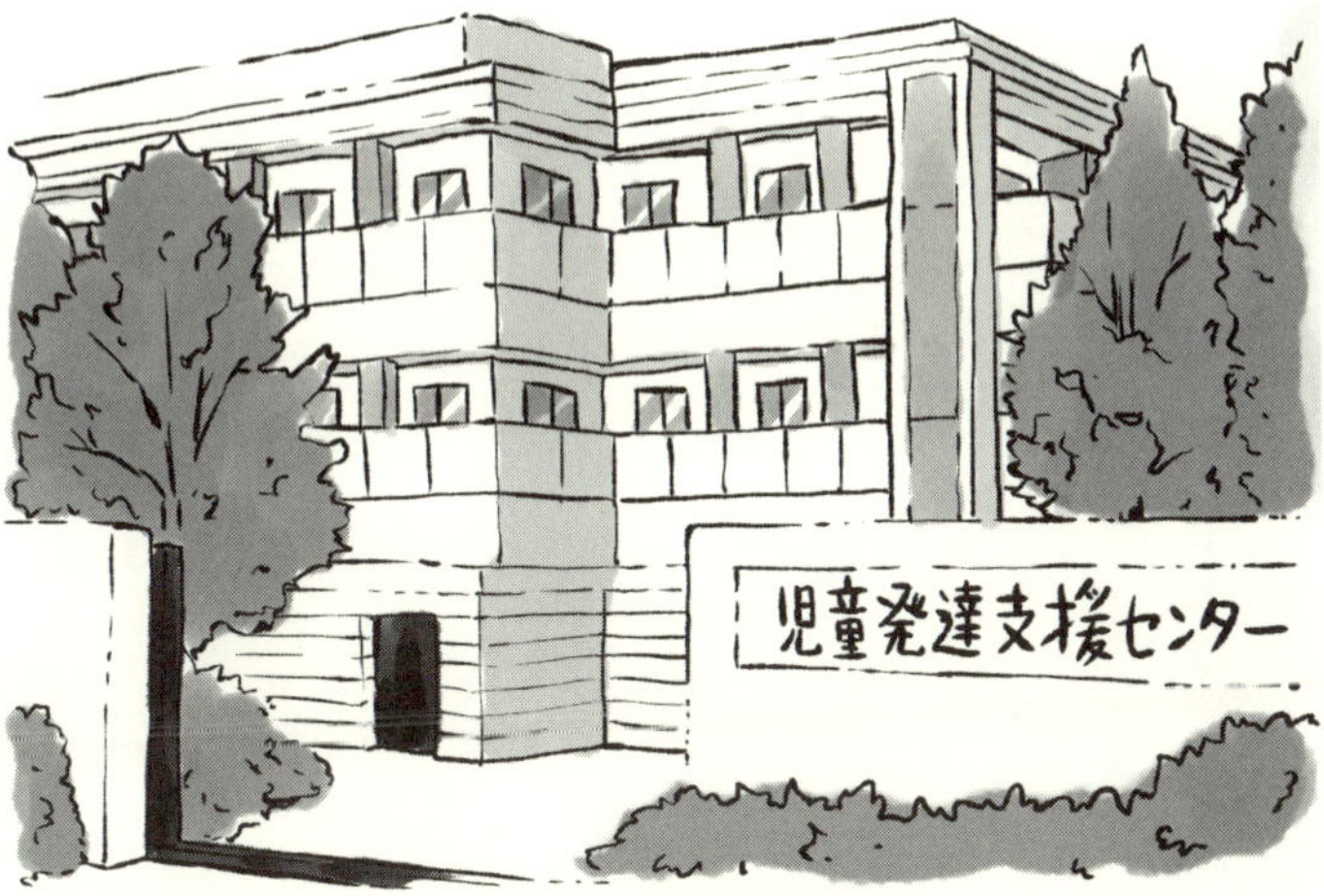

各自治体に設けられた児童発達支援センター

事業所」といった施設では、自閉症・発達障害という診断が下されていなくても、自治体から「通所受給者証」が交付されていれば、療育を受けることができます。

通所受給者証は、自治体の障害福祉窓口へ申請をして支援の必要ありと認められれば発行されます。

また、これら公的な施設のほか、病院やクリニックなどに併設された施設や民間運営の施設でも療育は行われています。

保険が使える公的施設に対して民間施設は料金が高くなる傾向がありますが、トレーニングの多彩さや個別サービスなど施設によってさまざまな特徴がありますので、予算や方針に合ったところを選ぶのがよいでしょう。

では、支援センターで受けることができるトレーニングの種類と内容を紹介しましょう（ここでは公的な施設のものを紹介しています）。

・作業療法士によるトレーニング

作業療法士は、さまざまな作業を通して治療を行う国家資格です。着替えや食事といった日常生活の動きから遊びなどまで、日々行われる活動を作業としてサポートし、トレーニングを行います。

たとえば椅子に座るときの姿勢や、異常行動へのお子さん自身の対応、感覚過敏への対応なども、作業を通して生活をよりよく送れるように支援します。

・言語聴覚士によるトレーニング

言語聴覚士も国家資格です。自閉症・発達障害の子どもに多く見られる症状の、発語の遅れ、読み書きが上手にできない、発音・滑舌が悪い、人の話を聞けないといった発語や会話に関する症例に対する支援をします。

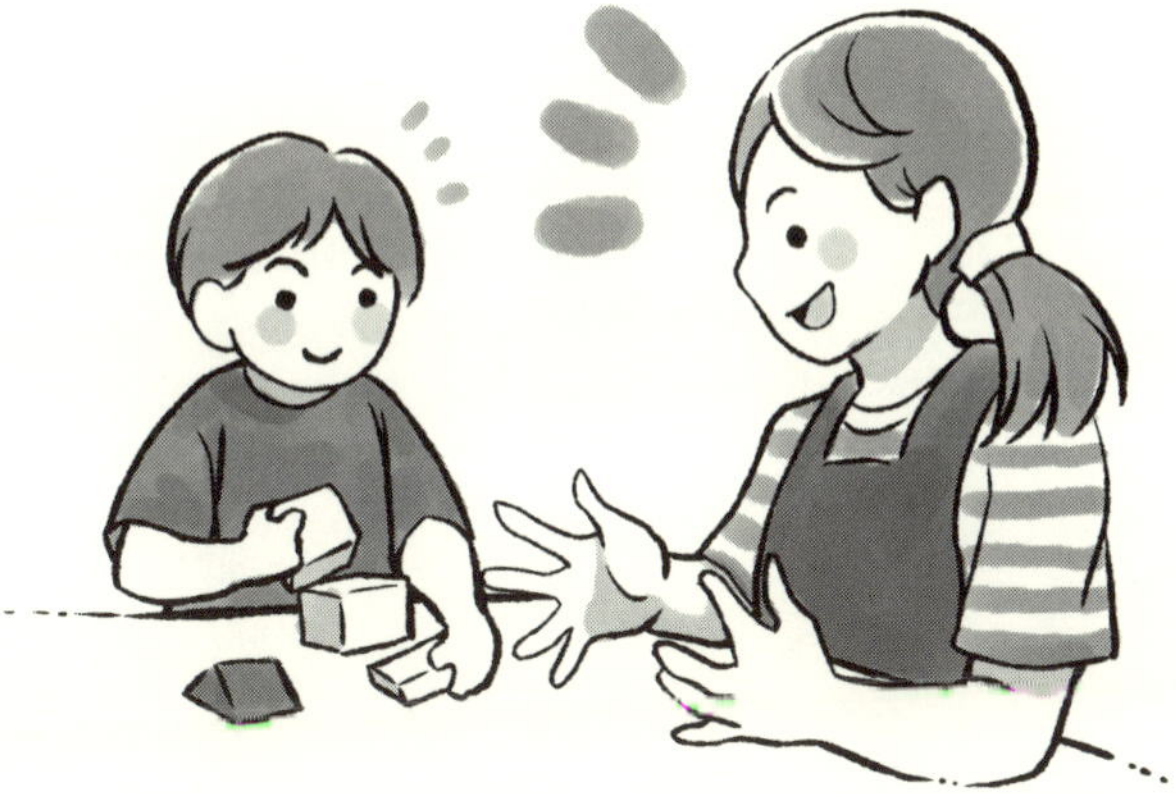

児童発達支援センターでは作業療法士によるトレーニングが受けられる

・ソーシャルスキルトレーニング

ソーシャルスキルトレーニングは、ロールプレイやゲームなどを通してコミュニケーション能力の向上など、おもに対人関係でトラブルが多かったり、癇癪を起こしてしまったりする子どもに有効なプログラムです。楽しみながらトレーニングができる特徴があります。

・ご家族に対するペアレントトレーニング

自閉症・発達障害の子どもを持つご家族に、子どもへの関わり方、感覚過敏や癇癪などへの対応の仕方を教えてくれるプログラムです。支援センターで行われている療育プログラムを家庭でも行えるようにサポートしてくれるケースもあります。

保険など公的援助が受けられるのか、どのような支援が行われているかなどは施設によって異なります。不明点は地域の子育て支援センターや療育センターなどに問い合わせるほか、直接施設へ見学に行ったりするのもいいでしょう。

社会性を学習させるABAセラピー

保険適用外の治療法になりますが、近年注目されているものにABA（Applied Behavior Analysis、応用行動分析）セラピーというものがあります。

支援者がお子さんとコミュニケーションをとりながら、不適切な行動を抑えて、適切な行動がとれるように支援する行動療法の一種です。

ABAセラピーは、「自閉症そのものは治せないが、障害を持つ子どもの知能や社会性は改善できる」という立場に立ったもので、社会性を学ばせることを目的にして

ABA（応用行動分析）セラピーとは？

■ ABA セラピーの基本原理

良い行動 ＋ 良い結果（ご褒美など） ＝ 望ましい行動が増加

何か行動をした後で、良いことが起きると、人はその行動をとりやすくなります。その点に注目し、子どもが良い行動をとったらご褒美を与えて、その子の望ましい行動を増やしていこうというのが ABA セラピーです。

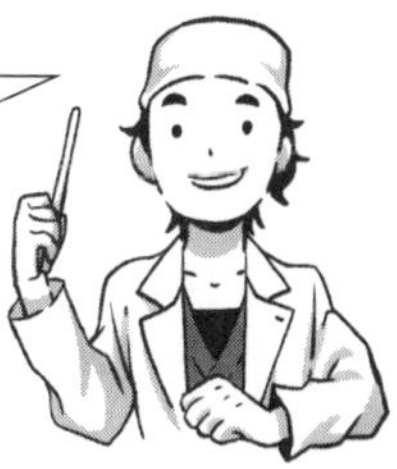

います。

　それぞれの子どもの行動パターンは、その子が持って生まれた個性に基づいていますが、そのなかには、あとから学ぶことで身につけることができるものがあります。

　たとえば、ずっとひとりで育ってきた子どもをいきなり集団に入れたら、きっと困惑すると思います。どのように行動すればよいのかが分からず、他の子どもを警戒したり、攻撃的になったりしてしまうことでしょう。しかし、時間が経てば接し方を次第に学習していきます。そうして、自分の世界を広げていくのです。

自閉症のお子さんは、そうした行動が苦手です。そこで支援者のサポートを受けて学習を重ねて、社会性を身に着けさせようと開発されたのが、ABAセラピーなのです。ABAセラピーでは、発語がほとんどないお子さんには積極的に話しかけて言葉を教えます。コミュニケーションをとることが苦手なお子さんには、友だちとの遊び方を教えていきます。

ABAセラピーは、近年、目覚ましい効果を上げています。

たとえば、2005年には、ウィスコンシン州の研究グループが、2〜3歳の自閉症を持つ子どもたち23人に週平均30〜40時間のABA家庭療育を2年以上実施しました。その結果、子どもたちの平均IQが51から76に上昇し、11人が正常域のIQ85以上に達したと発表しています。そのほかにも軽度の自閉症の子がABAセラピーを受けたことで立派に社会人として生活できるようになった例が数多く報告されています。

ABAセラピーをはじめとする行動療法は、今後も自閉症・発達障害に対する治療法のひとつの柱となるものと思われます。

そしてそれ以上に、いま注目されているのが幹細胞治療です。次の章ではなぜ幹細胞治療が自閉症・発達障害を改善させるのか、そのメカニズムを説明しましょう。

第3章

幹細胞治療のメカニズム

幹細胞とは何か？

幹細胞治療は、傷ついた組織を修復するために、体のいろいろな組織に分化することができる細胞を利用する治療法です。

ここでは、なぜ幹細胞治療は効果があるのかという点を説明していきます。

まず、幹細胞とはどのような細胞なのか、そこから解説いたしましょう。

人間の体は、約37兆2000億個という天文学的な数の細胞からできています。それらの細胞が集まって組織になり、組織が集まって内臓や骨、皮膚、筋肉などの器官になって人体を形作っているわけですが、細胞の寿命は一定ではなく、皮膚や血液など寿命の短いものは常に新しいものと入れ替わっています。

その失われた細胞を生み出し、補充しているのが幹細胞です。

幹細胞は、受精卵（全能性）が細胞分裂を繰り返す過程で出現します。自分と同じ

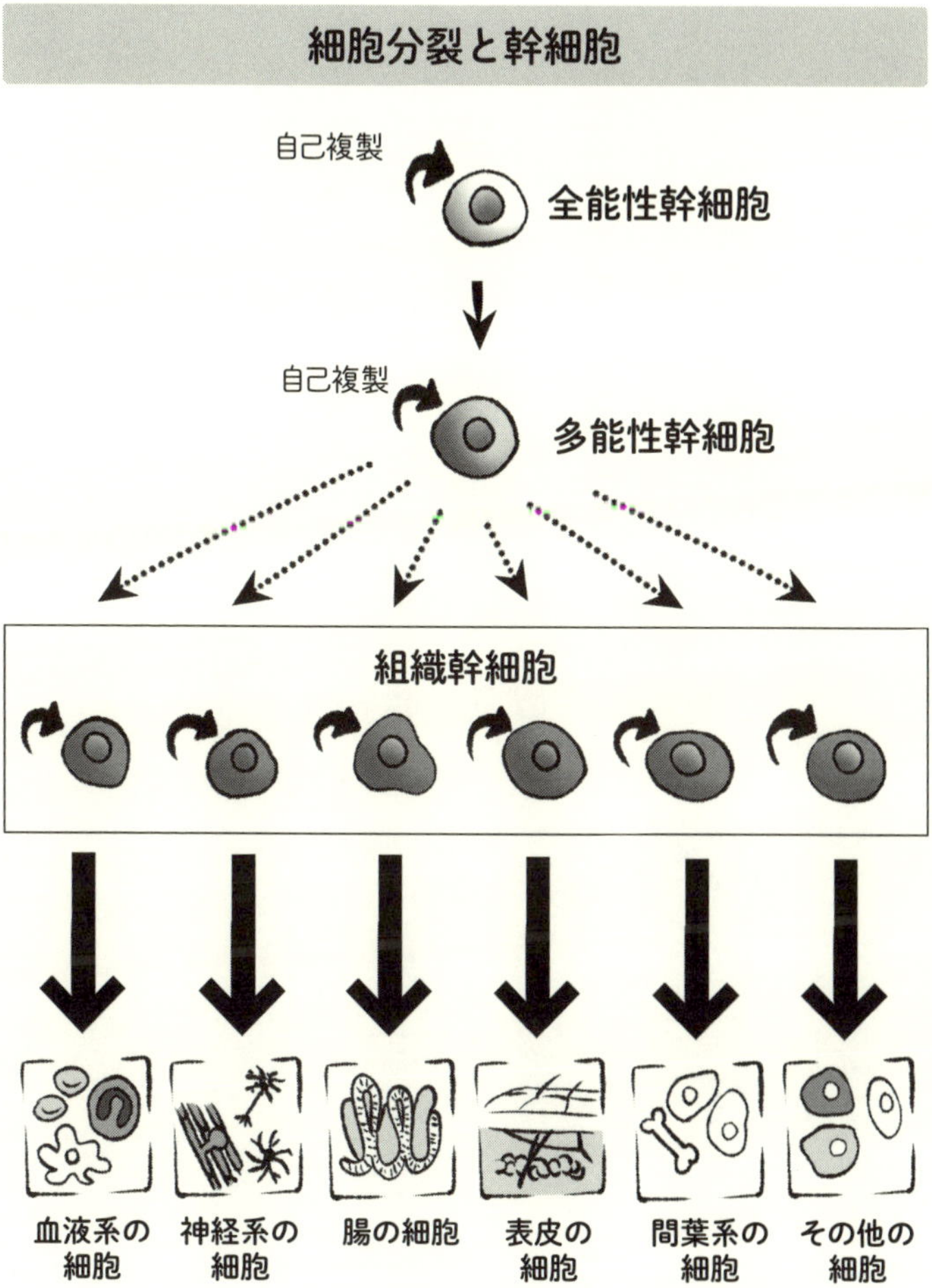

出典：「SKIP（Stemcell Knowledge & Information Portal）」より

細胞を作る〝自己複製能〟と、別の種類の細胞に分化する〝多分化能〟という2つの能力を持っています（多能性）。

幹細胞にはさまざまな種類があります。

・造血幹細胞（赤血球、白血球、血小板などに分化）
・神経幹細胞（グリア細胞、神経細胞などに分化）
・間葉系幹細胞（軟骨細胞、腱細胞、骨芽細胞、筋肉細胞、心筋細胞、脂肪細胞、グリア細胞、神経細胞、線維芽細胞、血管内皮細胞などに分化）
・脂肪幹細胞（グリア細胞、神経細胞、線維芽細胞、血管内皮細胞などに分化）
・血管内皮幹細胞（血管内皮細胞などに分化）
・肝幹細胞（肝細胞などに分化）
・上皮幹細胞（皮膚、粘膜上皮などに分化）

このなかで治療に多く使われているのは、間葉系幹細胞と造血幹細胞です。

第1章でも触れましたが、もう一度、ここで幹細胞治療の歴史を簡単におさらいしておきましょう。

幹細胞が初めて治療に使われたのは、1950年代のことです。ソ連で原発の事故が発生し、骨髄が破壊された患者に健康な人の骨髄を移植したのです。これは当時としては、非常に先進的かつ革新的な治療でした。移植を受けた患者が一時的に回復したことで、この治療法は注目を集めるようになります。骨髄液は幹細胞を非常に多く含んでいます。それを体の組織にダメージを受けた方に投与すると、さまざまな効果が望めるかもしれないということで、血液の病気に関して幹細胞を使った治療が行われていくようになります。

1980年代になると、臍帯血にも造血幹細胞が存在することが判明し、臍帯血移植が行われるようになります。また、それまでは他人の幹細胞を使っていたのが、患者本人の幹細胞を使った治療も始まります。しかし、この時はまだ血液の病気を主なターゲットにしたものでした。

2000年頃になって、脂肪や臍帯にも骨髄にある間葉系幹細胞に似た幹細胞が存在することが判明しました。骨髄以外に存在する間葉系幹細胞と、骨髄の間葉系幹細胞が本当に同じものかどうかは、まだ完全に分かっていません。あくまで構造の似た細胞、同じような性質の細胞が見つかった、ということです。

幹細胞治療に大きな変化が訪れたのは、それから約10年後のことです。

2010年頃から、幹細胞治療は血液疾患以外にもいろいろな効果があるということが分かってきました。それを機に、さまざまな病気、病態に対しての治療がスタートしていきます。

日本の場合、臨床における幹細胞治療の多くは、静脈から注射する「経静脈投与」という形をとっています。これは当院も同じです。割合としては、国内の幹細胞治療の99パーセントが経静脈投与といっていいでしょう。

一方、海外では動脈に投与したり、臓器に直接投与したり、髄腔《ずいくう》（大腿骨など四肢の細長い骨の骨髄が入っている箇所）や頭蓋骨の中の脳脊髄液に投与するなど、いろいろなバリエーションがあります。

日本と海外では、使用する幹細胞にも違いがあります。

日本では、間葉系幹細胞が多く使われています。とくに脂肪由来の幹細胞が多く、全体の99％くらいになるでしょう。

しかし、実際には幹細胞にはいろいろな種類があります。

また、その幹細胞を培養して数を人工的に増やしてから投与するのか、増やさずに投与するのか、脂肪からとってきたものを使うのか、骨髄からとってきたものを使うのか、間葉系幹細胞以外の細胞も投与するのかなどの違いがあります。

ひとつ言えるのは、日本で行われている幹細胞治療は、まだかなり限定的だということです。日本で行われているものだけが幹細胞治療だとは誤解しないようにしたいところです。

幹細胞治療のやり方について

世界各国ではいろいろな治療法が試されています。

たとえば、生まれたときに臍帯血を保存し凍結保管しておいたものを解凍して使用する方法や、他人の臍帯血で遺伝子的に近いものを投与する方法、骨髄液を使用する方法などがあります。先ほども触れましたが、幹細胞を投与するやり方にも、静脈か

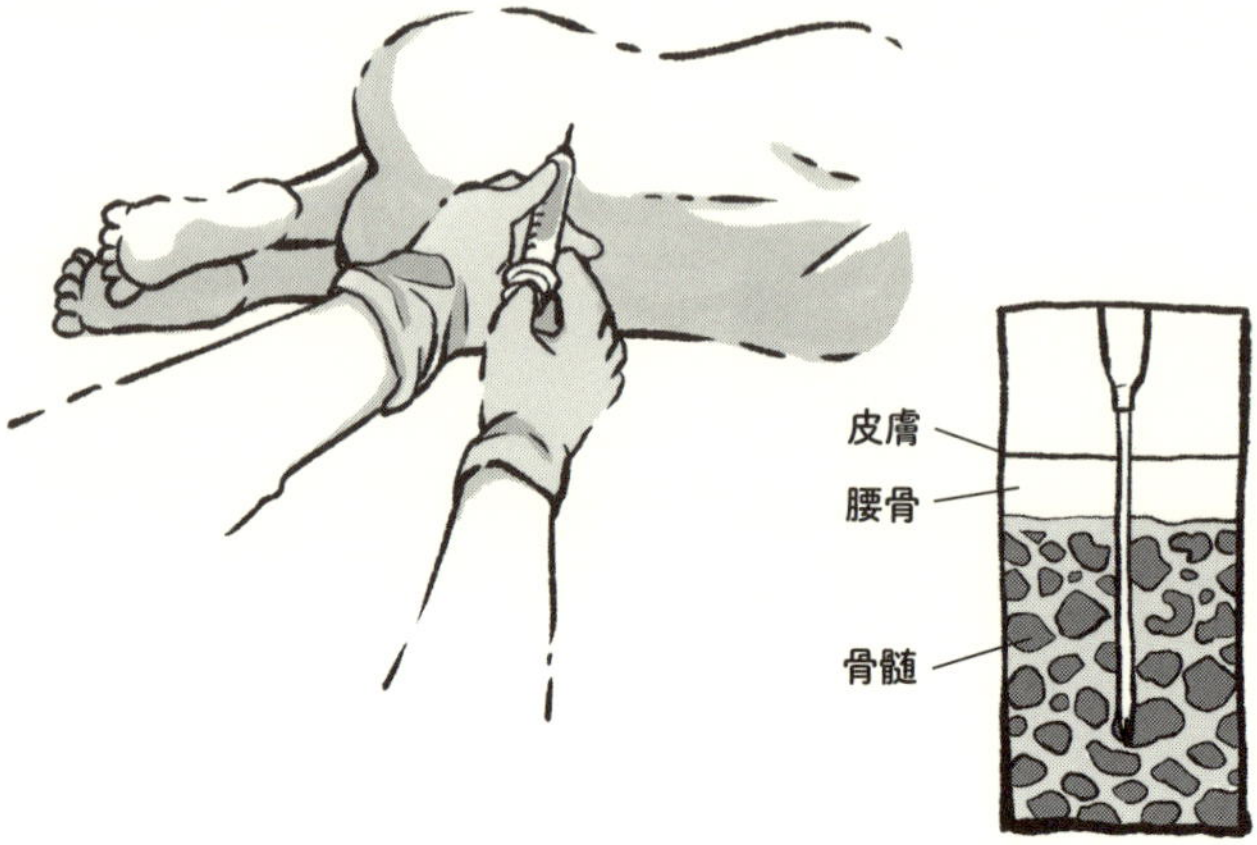

骨髄から幹細胞を採取する場合は、骨盤のあたりから抜きます。

ら投与する方法や、髄腔に投与する方法などさまざまなものがあります。

臍帯血を採取する場合は、ご存じのようにへその緒に針を刺して取り出します。一方、骨髄から幹細胞を採取する場合は、一般的に骨髄液を骨盤のあたりから抜きます。

このとき、全身麻酔をして採取吸引を行います。

痛み自体はものすごく強いわけではないのですが、吸引の際に痛みとは違う、独特な感覚を覚えます。パニックを起こすおそれがあるので、基本的には麻酔で寝てもらった上で処置をしているのです。

吸引の際には、輸血で使用する針よりも太いものを使っていますが、それなりに時間がかかります。

なぜ時間がかかるのかというと、速く吸引をしようとすると、陰圧がかかりすぎ、痛みが強くなってしまうからです。そうなると、麻酔をかけていても起きてしまうことがあるので、慎重に少しずつ吸引するようにしています。そのため、時間がかかってしまうのです。

その後、採取した幹細胞を静脈から投与します。

治療中も眠ったままで、眠っているあいだにすべての治療が終わります。

幹細胞治療はなぜ効果があるのか？

自閉症・発達障害に対する間葉系幹細胞治療は、新しい治療法というイメージがあるため、自閉症・発達障害に対して本当に効果があるのか、疑問に思っている人がいるかもしれません。

そこで、ここではこれまでの医学の研究で少なくとも分かっていることをいくつかご紹介いたしましょう。

幹細胞治療には、大きく分けて次の2つの効果があります。

①細胞再生、組織修復効果

投与された幹細胞が新しい細胞になる、すなわち体の細胞に置き換わって定着する、という効果です。たとえば、投与された幹細胞が脳に到達して、脳の細胞になるといったかたちの効果になります。

なぜそういうことが起きるのか、仕組みを説明しましょう。

なんらかの原因で体の組織が損傷を受けると、その組織の細胞は表面にホーミング因子と呼ばれる特別な物質を出現させます。このホーミング因子には、幹細胞を引き寄せる働きがあります。血流に乗ってきた幹細胞をキャッチして、自分の組織に引き寄せて、修復させるわけです。

これが幹細胞の組織修復の理論です。医学の研究は、その理論が実際に起きている

幹細胞を引き寄せるホーミング因子

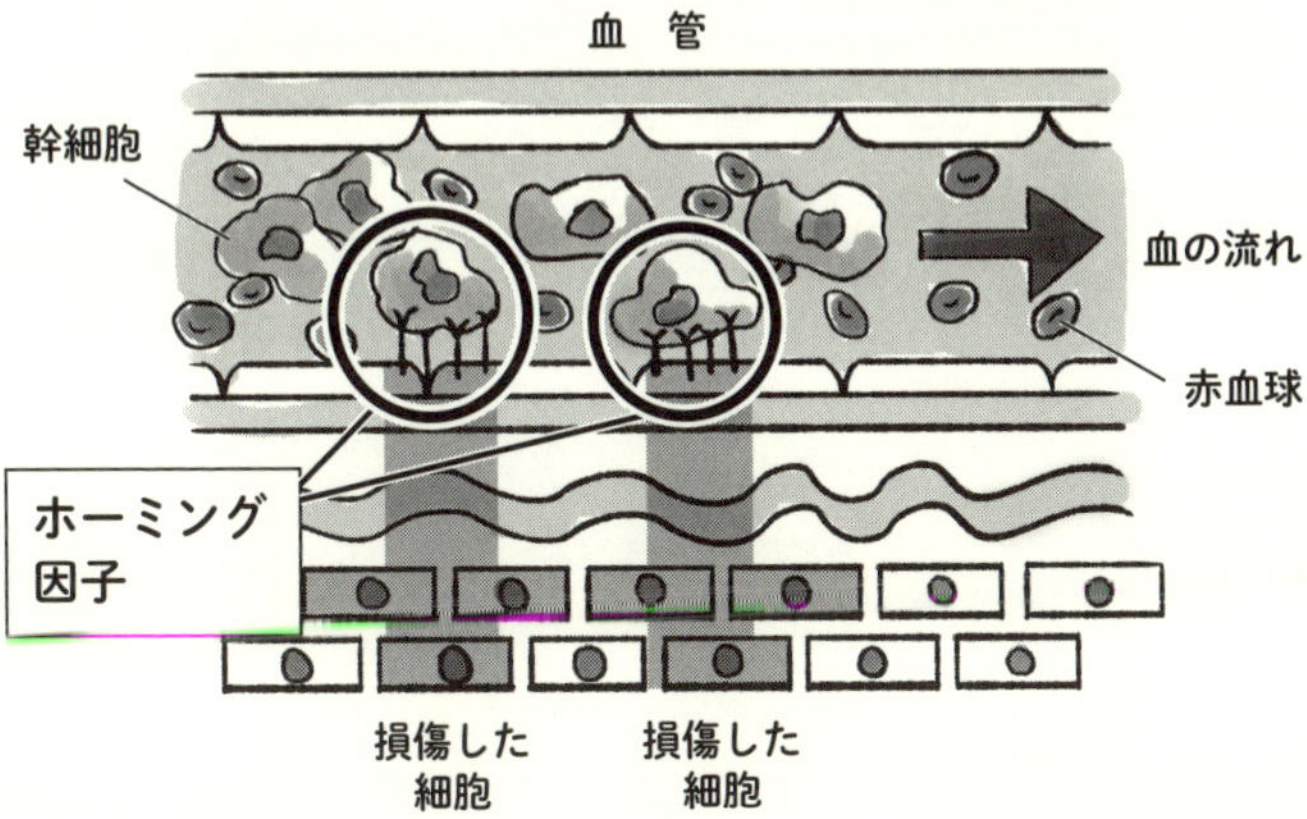

かどうかを確かめなければいけませんが、すでにいくつか確かめることに成功した実験があります。

動物実験ではありますが、ひとつ例を挙げておきます。

アメリカのジョンズ・ホプキンス大学が2015年に発表した研究です。

この研究では、マウスの脳に放射能を照射し、人工的に脳の一部に障害を起こしたうえで、マウスの幹細胞を投与しました。投与するにあたっては、MRIに反応するマーカーを幹細胞につけておき、幹細胞が実際に脳に移動しているかどうかが分かるようにしておきました。すると障害が発生した脳の部分に、投与した幹細胞が集まっていることが画像で確認されたのです。

また、そのほかには、てんかんを持つ被験者に幹細胞を経静脈投与した実験もあります。てんかんにはさまざまな原因がありますが、脳の障害が原因で起きるケースがあります。てんかんを持つ被験者に幹細胞（基本的には骨髄由来の幹細胞）を投与したところ、幹細胞が脳に定着していることがいくつかの研究で確認されています。

これらの実験から言えるのは、骨髄由来幹細胞は体内の〝乗り越えなければいけない部分〟をしっかりと乗り越えて、修復が必要な組織に到達することができる、ということです。

修復が必要な組織に到達するには、越えるべき関門がいくつもあります。

たとえば、幹細胞を腕の静脈から投与したとすると、まず肺を通過しなければいけません。そして肺を通過できたら、動脈へと入り、それから脳へと進んでいきます。

脳に到達するには、またひとつ乗り越えなければならないものがあります。

それが「血液脳関門（ＢＢＢ）」です。

血液脳関門は、脳を守る機関のひとつで、血管をタイトジャンクションというもの

幹細胞の移植を受けたマウスの脳に起きた変化

■ マウスの脳に到達した幹細胞

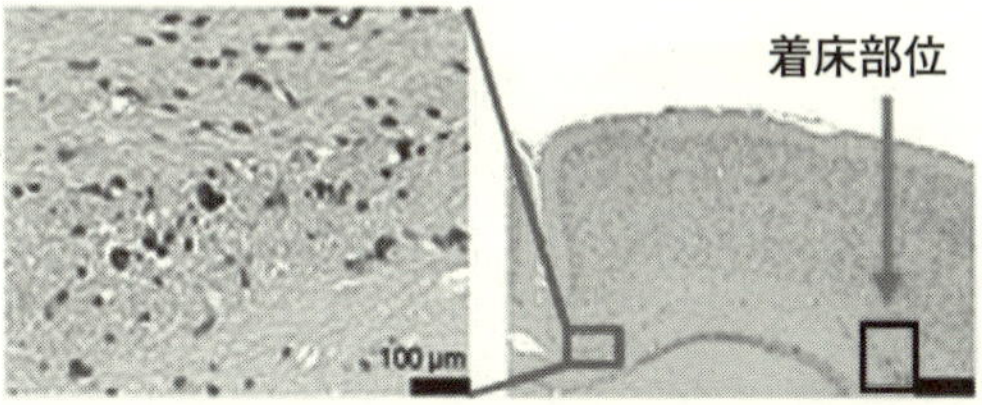

左の黒い点は観察するためにＨＥ染色を施された幹細胞。
移植後、マウスの脳にまで到達していることがわかる。

■ 着床部位の様子

・脳の部位（正常）　　・脳の部位（機能不全）

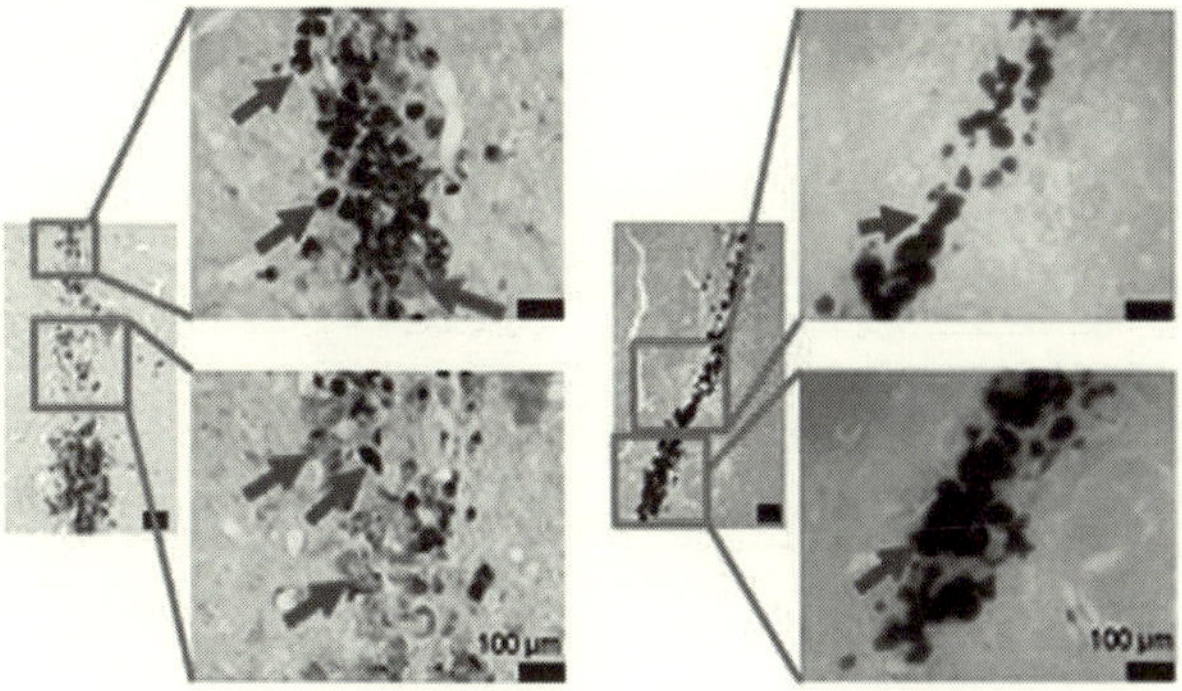

機能不全に陥っている部位に、より多くの幹細胞が着床している。

Ethel J. Ngen, Lee Wang,*Imaging transplanted stem cells in real time using an MRI dual-contrast method,*Scientific Reports volume 5, Article number: 13628 (2015)

骨髄の幹細胞が色々な組織に分化するの図

骨髄由来の幹細胞は血液脳関門を通過できる

■ 血液脳関門（BBB）

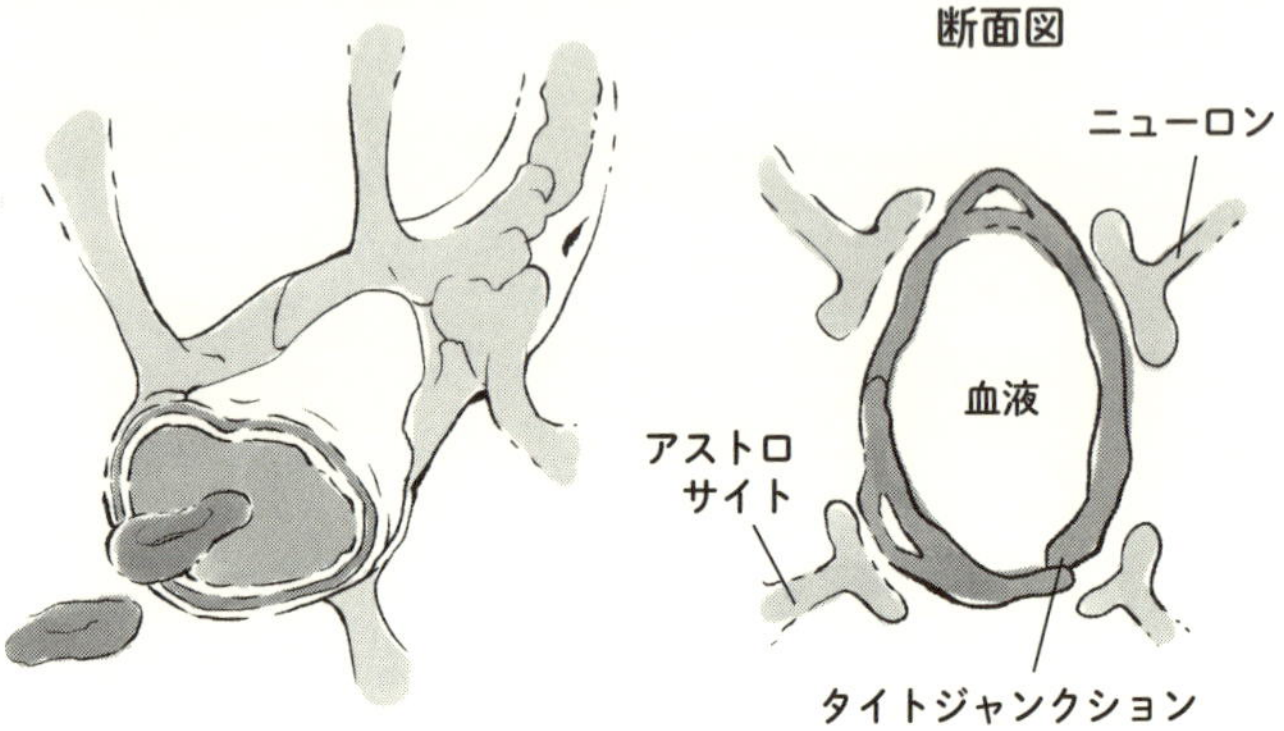

で囲んで、血液を通じて脳に有害な物質が入り込まないようにしています。

実験では、投与された幹細胞は血液脳関門を通過していることが確認されました。つまり、脳にも着実に到達して修復できる、ということです。

ただし、血液脳関門を通過したことが確認されているのは、骨髄由来の幹細胞だけです。脂肪由来の幹細胞については、まだ通過は確認されていません。

②パラクライン効果

幹細胞は、自分が体の細胞になるだけでなく、有益な効果を持つ分泌物を出すことも知られています。そのなかでも、

幹細胞が有益な分泌物を出すパラクライン効果

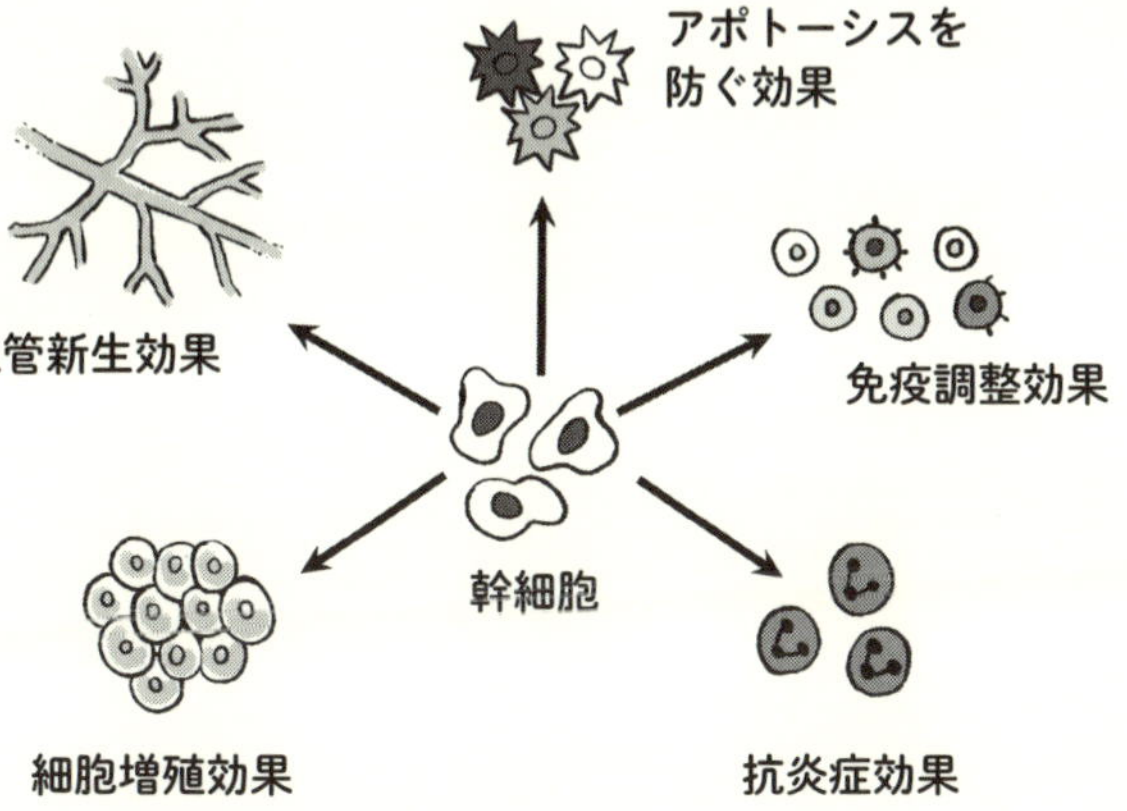

細胞から分泌された物質が、周辺の細胞に効果を及ぼすことを「パラクライン効果」と呼んでいます。

幹細胞は、そのパラクライン効果を起こすことが確認されています。

たとえば、血管を新しく作り出す「血管内皮細胞増殖因子（ＶＥＧＦ）」や体の組織や細胞の成長や発達を促進する「インスリン様成長因子（ＩＧＦ）」などが代表的な分泌物でしょう。それ以外にも正常な細胞の寿命を延ばす分泌物や、炎症を抑える分泌物などが確認されています。

これらの作用によって、次のような治療効果がプラスして引き起こされると考えられています。

・抗炎症効果
・血管新生効果
・免疫調整効果
・アポトーシス（細胞が死んでしまうこと）を防ぐ効果

このなかで特に大きいのが、「抗炎症効果」です。

脳の炎症は、てんかんや脳性麻痺などの病気だけでなく、自閉症の原因のひとつとして考えられています。

幹細胞が攻撃性の炎症細胞を抑制する分泌物を出すことによって、体全体の炎症が抑えられ、結果的に睡眠の質の改善や自己免疫疾患の改善、肝炎の改善、糖尿病の改善、自閉症の改善につながると考えられています。

当院の治療でも、抗炎症のサイトカインの数値が大きく改善され、睡眠障害などが改善されたケースが実際に確認されています。

治療前

治療後

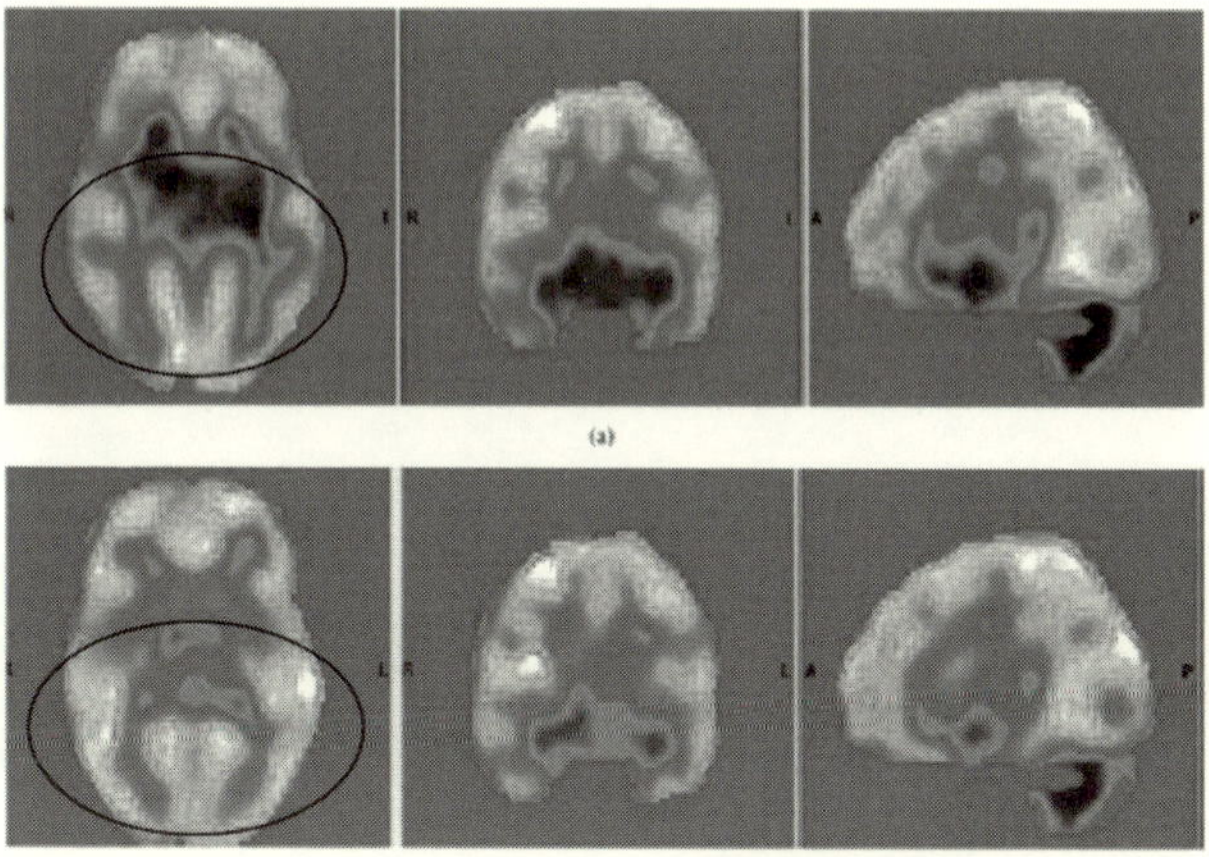

(a)

血流が少ない　血流が多い

　もうひとつ大きな作用が、「血管新生作用・血流改善作用」です。

　幹細胞治療の結果、脳の血流が改善したということが、実際の臨床データで確認されています。

　上の図は、幹細胞治療の前後の脳の血流を示したものです。

　治療前の図と治療後の図を比べると、丸で囲んだ部分の血流が増えています。また、治療前の図は側頭部に血流の少ない箇所が見られましたが、治療後はそれらが改善していることが分かります。

　また、自閉症・発達障害に関連したところでは、脳の血液脳関門の修復という効果も確認されています。

てんかん、自閉症、脳性麻痺など、一部の脳の病気によって、血液脳関門は破綻することがあります。正常な血液脳関門は、脳へとつながる血管の物質の透過性をコントロールしていますが、自閉症・発達障害の方はこの血管の細胞が弱っているため、炎症性の有害物質などが脳に到達しやすくなっている、といわれています。

幹細胞によって血液脳関門が修復されると、脳に到達する好ましくない物質は少なくなります。その結果、睡眠の質の改善や、怒りやすい、問題行動を起こすといった気分の問題の発現の頻度を減少させることができると考えられています。

幹細胞治療は、これらの効果があいまって自閉症・発達障害の症状を改善していくことが期待されています。

これまでは、脳などの中枢神経は一度損傷を受けると、二度と再生されず、機能が永続的に失われる、というのが定説でした。しかし、幹細胞治療を行うことによって、神経が再生される可能性が高まってきました。

自閉症・発達障害の特性によっては、幹細胞治療の効果が表れやすいものと、効果が表れにくいものがあります。

たとえば、言語障害、慢性疼痛やアイコンタクトがとれないなどのコミュニケーション障害には、高い改善効果を発揮します。

その一方で、特徴的な行動の改善には未知の部分があります。高い効果が見られるものもありますし、ほとんど効果が見られないものもあります。

それらを踏まえて、当院では事前にご家族とカウンセリングをさせていただき、ご家庭で一番困っている部分はどういうところかを伺ったうえで、幹細胞治療をするかどうかを決定していただいています。

骨髄由来幹細胞の特徴

骨髄は血液を作る器官というイメージがあります。しかし、実は骨髄にはもうひとつ、重要な役目があります。

骨髄のなかにある造血幹細胞が分化成長していくなかで、赤血球と白血球、血小板、免疫になる細胞、リンパ系の細胞などが作られていき、それらが直接つながっている血管に分泌されて、全身に届いていくというイメージです。

これはもちろん正しくて、非常に重要なものです。

しかし、最新の医学では、これは骨髄のひとつの機能に過ぎないことが分かってきました。実は、骨髄は人間の体のなかで、最大の組織再生や修復を行う代償器官という役割があることが分かってきたのです。

人間の体になんらかの異常、たとえば心筋梗塞や脳出血、脳梗塞、消化管の異常、血糖値の異常、神経回路の異常、認知機能の異常などが発生したとき、骨髄はその機能を助けようとします。骨髄から幹細胞が血液のなかに入っていき、トラブルが生じた体の部位に到達して、損傷した組織や細胞を修復するということが確認されています。これは理論ではなく、実際に人体のなかで顕微鏡下で観察されているものです。

●糖尿病における骨髄の代謝効果

実際の例として、糖尿病を挙げさせていただきます。

糖尿病というのは、インスリンを作っている膵臓《すいぞう》の病気というのが一般的な認識で

骨髄の２つの重要な役割

■ 造血機能…血液を作り出す

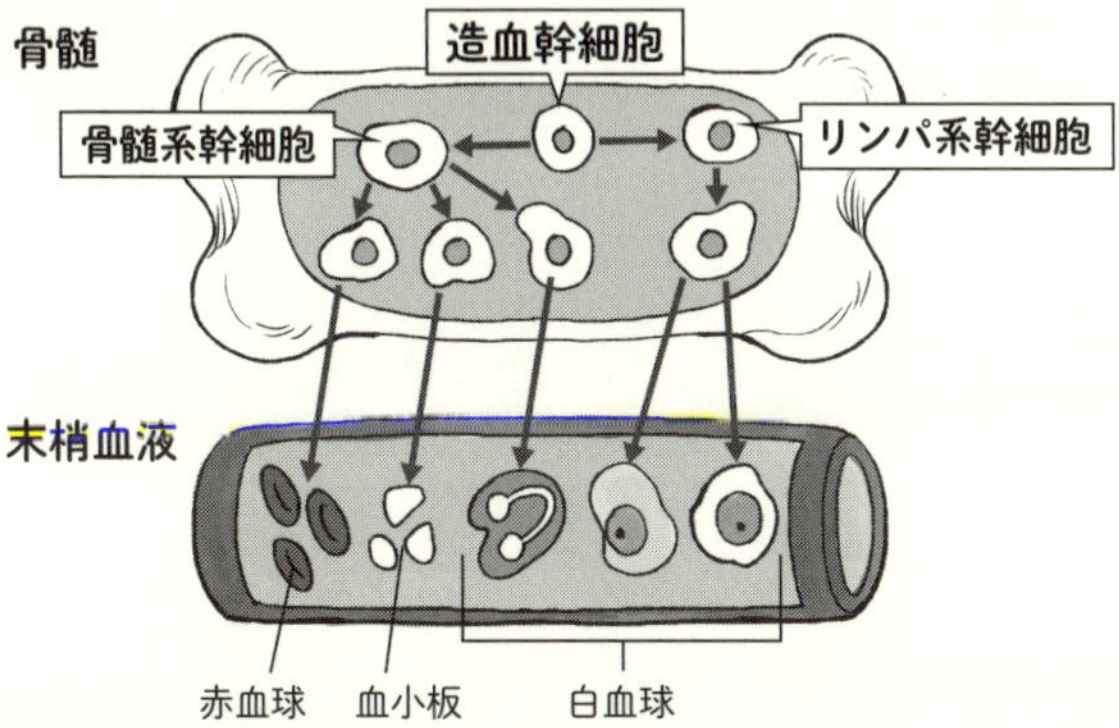

■ 代償器官…傷ついた組織を修復する

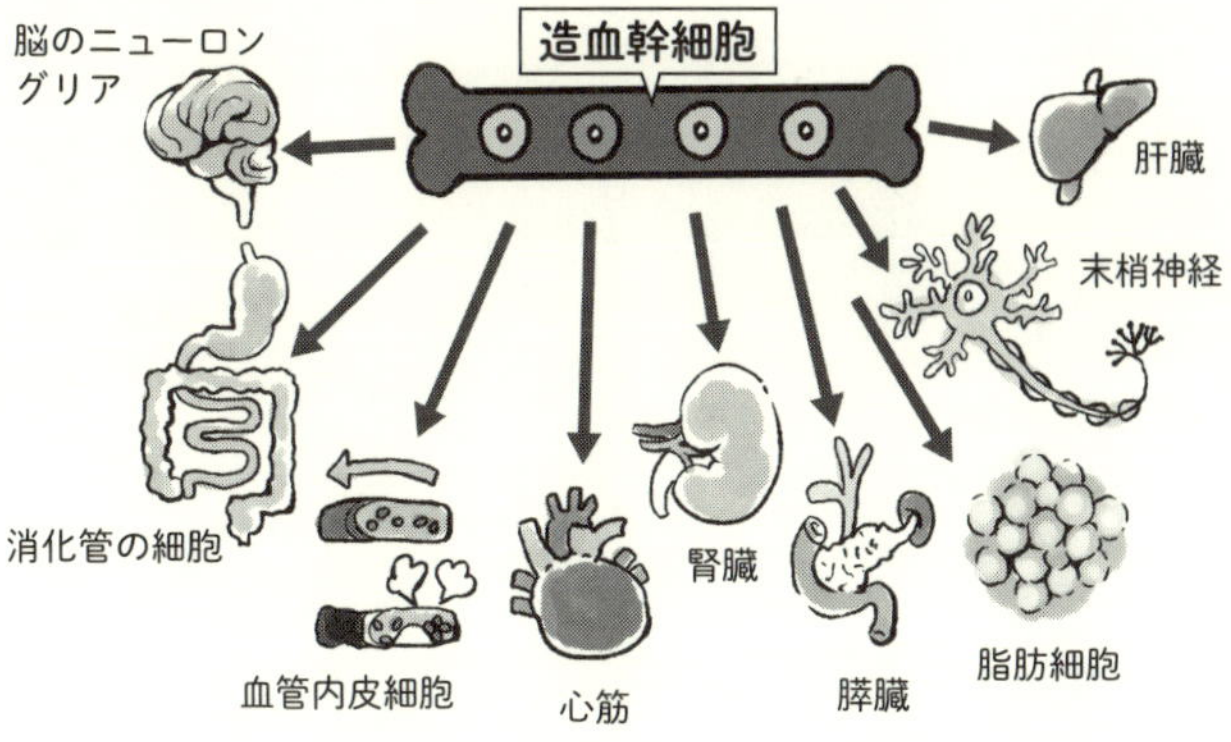

す。医学部でもそのように教わります。

ですが、幹細胞について勉強していくと、実際は糖尿病は膵臓の病気というだけではなくて、骨髄の病気でもあるということが分かってきます。

体が高血糖状態になると、骨髄から全身に幹細胞が導入され、インスリンを分泌する細胞に成長しようとします。これは人間が本来持っている代償機能、高血糖を抑えようとする機能のひとつです。

この機能がしっかりと働いていると、たとえ高血糖になってもやがて抑えることができます。しかし、代謝機能が破綻したり、不十分であったりすると血糖値の上昇を抑えることができなくなります。糖尿病はその状態といえるのです。

糖尿病に関していうと、さらに興味深いことがあります。

糖尿病になると、腎臓の機能が低下します。すると、その機能を修復するために骨髄から幹細胞が出ていくのです。

実際に修復しようとした骨髄由来の幹細胞が、ヒトの腎臓に入り込んでいくのが確認されています。いわゆる基底膜という膜を通り抜け、腎臓に入り、機能を修復するための分泌物を出していると考えられています。

この分泌物を受け取った腎臓の細胞が、自分で修復しようと働きかける。自己修復能力を高めていくわけです。これも理論ではなくて、実際に顕微鏡によって人の体で確かめられています。

ここでも注意点として覚えていただきたいのは、実際の組織に定着していることが確認されているのは、骨髄由来の幹細胞だけだということです。脂肪由来の幹細胞では、このような動きは確認されていません。骨髄由来の幹細胞は、理論だけではなく、実際に体のなかでこのような修復を行うことが唯一確認されている幹細胞なのです。

●アルツハイマー病における骨髄の代謝効果

次はアルツハイマー病について見ていきましょう。

アルツハイマー病は脳疾患のひとつで、記憶や思考といった精神作用が徐々に失われていく病気です。

原因にはいろいろなものがあるとされていますが、そのひとつにアミロイドβという物質が脳に溜まって神経の活動を抑えてしまう、といった説があります。

これはひとつの原因として正しいと思いますが、アミロイドβが溜まっていても認知機能の低下を起こさない人がいます。

そうした人の場合、骨髄由来の幹細胞が代償しようとしている、ということが実際に人の脳で確認されています。

アミロイドβによって神経の活動が弱ってきていることを骨髄が探知すると、骨髄から脳のほうに幹細胞が走行していって、これを助けようとするのです。脳に到達した幹細胞はどうなるかというと、分化して神経の伝達を助ける細胞に生まれ変わります。さらに、その細胞が分泌物を出して、脳の神経回路を補助しているのです。

すなわち、糖尿病のケースと同じように、自分の体の機能が低下していた場合、その部分まで走行していって、分泌物を出すなどして助ける機能を持っているということですね。

動物実験では、骨髄幹細胞を投与すると、アミロイドβが減少するという報告が実際に出ています。

これらの例から分かるように、骨髄由来の間葉系幹細胞には高い修復能力がありま す。そうした点から、当院では骨髄由来の幹細胞を治療に使っているのです。

幹細胞はフレッシュなものがいい

日本以外の国では、臍帯由来の間葉系幹細胞を治療に使うケースがあります。本書の第1章で紹介したデューク大学の例でも、保存した臍帯血から取り出した幹細胞を使用していました。

しかし、当院では基本的にできるだけフレッシュな幹細胞を使用しています。なぜなら、凍結した幹細胞はフレッシュな幹細胞に比べて治療効果が劣ってしまうからです。

臍帯血は必ず凍結して保管します。すなわち、臍帯血由来の幹細胞も凍結されていることになります。

凍結した幹細胞は、体内に投与されたあと、短時間で体から消失してしまう傾向があります。そうなると、組織として定着できないため、治療効果は下がります。

日本には臍帯血神話のようなものがあり、臍帯血の方が絶対によいと信じている人もいます。しかし、それが間違いであることは、前述のように医学的に推論できます。

一番大切なのは、科学にもとづいた治療をしているかということです。大きな病院でやっているから、大学病院でやっているから優れた治療法なんだということは一切ないので注意が必要です。

また、幹細胞治療では細胞を培養して治療に使用することがあります。

その場合も、培養の過程で細胞を凍結しているケースがあるため、同じ細胞数で考えると、フレッシュな細胞に比べて治療効果は劣ります。

「幹細胞治療の副作用と合併症について」という2022年の研究によって、幹細胞は培養されると形が変化していくということが発表されました。

間葉系幹細胞は紡錘《ぼうすい》形をしていますが、培養するたびに形が変化していき、また細胞の大きさも分裂するたびにどんどん大きくなっていきます。

その場合、懸念されるのが血管への詰まりです。

細胞が大きくなると、それだけ血管に詰まりやすくなります。とくにお子さんは肺の血管が非常に細くなっています。腕の静脈から投与した場合、幹細胞は必ず肺を通

幹細胞の凍結保存、過度な培養の影響は？

凍結保存

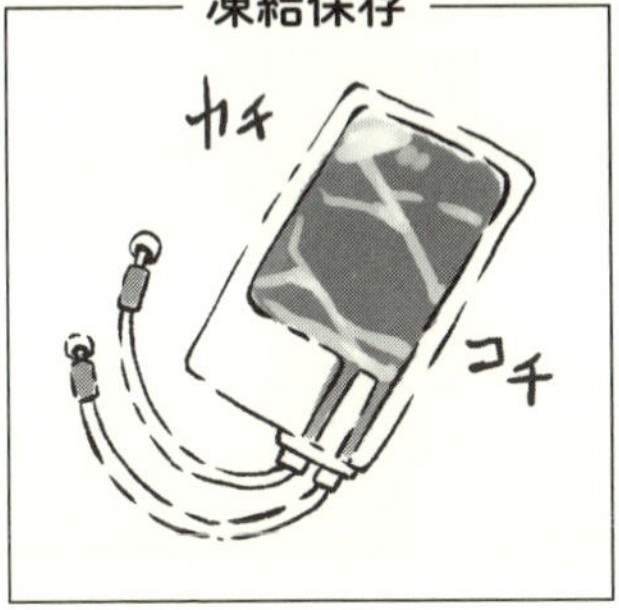

過度な培養

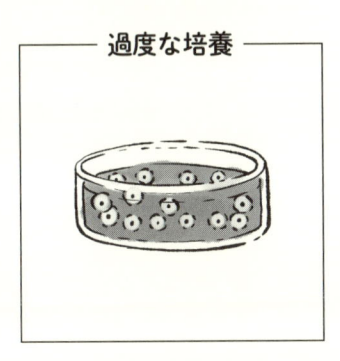

フレッシュなものに比べると治療効果は落ちる

ります。肺の血管を通らないと、酸素を受け取った動脈血にならず、全身に行き渡らないからです。

小さいお子さんの場合、細胞が大きくなると肺の血管を通れないことが分かってきています。これはつまり、せっかく投入した幹細胞が全身に届かないということです。そうなると、一番大事なところに定着して、そこの組織になるということが理論的にできなくなってしまいます。

また、培養した幹細胞は、血栓症を引き起こすリスクがあることも知られています。培養された幹細胞は「補体」と呼ばれる血液を固める成分が細胞の表面に多く出てきます。それが血管に詰まることで、血栓症を引き起こしやすくなるのです。

細胞分裂の回数の指標に「P」というものがあります。これは直接的な細胞分裂の回数を示すものではありませんが、分裂によってシャーレに細胞が増えていき、分裂回数が多すぎると、染色体異常が起き、また細胞の形が変わり肥大化するということも確認されています。

細胞の加工には、そういったリスクがつきまとうのです。

凍結にしても培養にしても、治療効果を下げてしまったり、治療のリスクを増やしたりする可能性は出てきます。そうしたリスクを少なくするために、不必要な細胞の培養・凍結はできるだけ少ないのが望ましいです。

検体はなるべく少なく採った方がいい、という印象を持たれている方もいますが、それは間違いです。

培養する場合は、むしろ検体をできるだけたくさん採ったほうがいいのです。そうすれば結果的に培養の回数を減らすことができ、細胞の変化のデメリットも可能な限り減らすことができるからです。

さまざまな病気に効果が見られる幹細胞治療

自閉症・発達障害以外の疾病にも、幹細胞を使った再生医療が広がっています。現在行われている最新の幹細胞治療を紹介します。

●β細胞を再生して糖尿病の合併症を予防

糖尿病は膵臓で作られるはずのインスリンが産生できなくなったことによって、高血糖状態が続く病気です。

インスリンは血中のブドウ糖が、肝臓、脂肪細胞、骨格筋細胞に取り込まれるよう促し、炭水化物やタンパク質、脂肪の代謝を調節するホルモンですが、それが産生できないと高血糖状態が続き、心臓病や失明、腎不全、足の切断などの合併症を引き起こすおそれがあります。

通常は、血糖値を正常に近づけるために、食事療法や運動療法などを行い、注射によってインスリンを補う治療などが行われますが、それらは対症療法であり、糖尿病を根本的に治療できるものではありません。

しかし、幹細胞治療を行えば、膵臓の機能を復活させることができます。

インスリンを作るのは膵臓のβ細胞ですが、幹細胞治療を行うと幹細胞が放出するサイトカインというタンパク質が、壊れたβ細胞を再生してくれることが分かったのです。

糖尿病神経障害、糖尿病網膜症、糖尿病腎症の三大合併症や、慢性炎症、勃起不全といった糖尿病の合併症は、早期の段階では症状が出ないため、診断が遅れるおそれがあります。しかし、早めに幹細胞治療を行った場合、これらの合併症を予防できる効果も高いといえます。

●細胞や血管を再生して心臓疾患を予防

心臓疾患における幹細胞治療にも期待が集まっています。

心臓疾患は心不全、先天性心疾患、狭心症、心内膜炎、心膜炎、心臓弁膜症、心筋梗塞などの総称で、心臓が正常に機能しなくなったことによって起きる病気です。心臓は人体のなかでも自己再生能力が極めて低く、一度損傷を受けてしまうとなかなか機能を回復することができません。一般的な治療は薬物療法と運動療法ですが、重症化した場合は、人工心臓を埋め込むか、心臓移植を行うしかありません。しかし、それらは誰もがすぐに受けられる治療ではありませんし、移植にあたっては適合するかどうかという問題もあります。多くの患者さんが適合するドナーが現れるのを待っているのが現状です。

そこで注目されているのが、幹細胞治療です。

幹細胞治療を行えば、損傷した心臓細胞や心臓血管を幹細胞の力で再生させることができます。国立循環器病研究センターでは、骨髄由来の間葉系幹細胞を心臓疾患のある心筋に注入する、という治療法が研究されています。自己再生能力が低い心臓に対して幹細胞の自己複製能が有効だということが分かってきて、現在も詳しい研究が続けられているわけです。

糖尿病の合併症のように、心臓疾患もいずれは未病の段階で治療できる日がくるかもしれません。

●傷ついた細胞を修復して肝臓癌や肝硬変への移行を防ぐ

肝臓病に対する幹細胞治療も有効だという報告があります。

肝臓病は国民病といわれるほど、多くの方が罹患《りかん》し、命を落としています。亡くなっている方の大半は、肝臓癌か肝硬変です。

肝臓自体は自己再生能力が高い臓器なのですが、肝硬変になると肝臓への血流が減少してしまい、肝機能が低下し、肝臓癌へ移行する可能性も高まります。一般的な治療法は服薬がメインの対症療法で、根本的に治すものではありません。それに対し幹細胞治療は移植した幹細胞が傷ついた細胞に分化して正常化し、病気を引き起こしている組織や臓器自体を修復していくとされています。

●脳血管疾患の運動麻痺や言語機能を回復

脳血管疾患の代表といえる脳梗塞は、脳に栄養を供給する動脈が詰まってしまい、脳組織への血流が途絶えて脳細胞が壊死《えし》していく病気です。

脳血管が破れて脳内に血が溢れてしまう「脳内出血」や、脳血管にできたコブのようなものが破れて脳の表面を覆っているくも膜の下に出血する「くも膜下出血」と合わせて、「脳卒中」と呼ばれることもあります。

また、脳卒中では、言語障害や運動麻痺といった障害が残ることがありますが、幹細胞治療によって、多くの脳血管疾患患者の運動麻痺や言語機能が回復したという報告があります。

●クローン病の慢性疼痛や炎症にも有効

厚生労働省によって特定疾患に指定されているクローン病という病気があります。

クローン病は、大腸および小腸の粘膜に慢性の炎症または潰瘍を引き起こす難病ですが、根治する治療法として幹細胞治療が期待されています。

クローン病のような慢性的な炎症や疼痛への幹細胞治療は、これまでの治療法とは一線を画すものとして期待値が上がっています。

●膠原病やリウマチ、アトピーの根治報告も

事故や病気、近年では新型コロナウイルスの罹患などによる後遺症がきっかけで原因不明の痛みが起きることがあります。ペインクリニックに行ったり、薬を飲んだり、

注射をしてもどうにもならないという方たちが幹細胞治療を行うことで改善したという報告があります。投与された幹細胞が、慢性的に炎症状態になっている神経に働きかけることで、炎症を抑えたものと考えられます。

また、膠原病《こうげんびょう》やリウマチ、アトピーといった病気でも、幹細胞治療の効果が報告されています。難病指定の膠原病は大学などの研究機関から発表がされていますし、多発性硬化症や免疫性疾患といった病気に対しても、ヨーロッパやロシアの病院が幹細胞治療を行っています。なかには完全に根治した、という例も多く発表されています。

まだ数はそれほど多くはありませんが、アメリカでもこれらの病気に対する幹細胞治療が一部の大学病院で行われています。研究や臨床例の発表、論文も数多く出されています。

幹細胞治療は、その他では更年期障害によって崩れたホルモンバランスを調整したり、アルツハイマー型認知症を改善させる研究も行われています。幹細胞治療には、幅広い可能性があるのです。

幹細胞治療の海外におけるエビデンス

幹細胞治療によるさまざまな効果やその仕組みを説明しましたが、ここで日本よりも少し進んでいる海外の幹細胞治療のエビデンスを紹介しましょう。

やや専門的な用語も出てきますが、自閉症・発達障害に幹細胞治療がいかに有効かということを知っていただけましたら幸いです。

【エビデンス１】
自閉症に対する幹細胞治療の系統的考察　その１

２０２２年にメキシコのローラ・ビジャレアル・マルチネス博士らが、ドイツの医学誌『Stem Cell Reviews and Reports』に、自閉スペクトラム症に対する11件の幹

メタ解析の対象になった11件の研究

発表年	国	被験者数	細胞の種類
2019	アメリカ	25	自己臍帯血細胞
2019	パナマ	20	他家臍帯血間葉系幹細胞
2013	中国	37	他家臍帯血間葉系および単核細胞
2013	インド	32	自己骨髄単核細胞
2017	アメリカ	25	自己臍帯血細胞
2018	アメリカ	30	自己臍帯血細胞
2020	ベトナム	30	自己骨髄単核細胞
2020	アメリカ	180	自己もしくは他家臍帯血細胞
2020	アメリカ	12	他家臍帯血間葉系幹細胞
2018	アメリカ	25	自己臍帯血細胞
2014	多国	45	他家体性幹細胞

細胞治療に関する臨床試験をまとめた系統的メタ解析の結果を発表しました。

メタ解析とは、複数の研究結果を統計学的な手法で統合し、治療法などを評価するというものです。

博士らはオンラインデータベースで見つけた合計5237件の文献の中から、基準を満たしている11件の研究を選出し、詳しく解析しました。

その結果、次のことが分かりました。

①幹細胞治療の有効性

自閉症児の異常行動を客観的に評価するABCスケールにおいて、治療群には12点の改善が確認されました。また、別の評価尺度であるCARSスケールでは、9点の改善が確認されました。

CARSスケールは60点満点で、30点以下の場合は自閉スペクトラム症ではない、と診断されます。そのことからも、CARSスケールが10点近く改善することのインパクトの大きさがお分かりいただけると思います。

②幹細胞治療の安全性

解析された11件の臨床試験では、2歳から11歳までの、合計461名の子どもが治療を受けています。

そのうち5つの研究では、発熱や頭痛、嘔吐《おうと》、多動性、攻撃性といった有害事象（副作用）が報告されていますが、重大な有害事象はひとつもありませんでした。

ちなみに発熱や頭痛などの有害事象は、

・髄腔内に幹細胞を直接投与した場合
・他人（兄弟を含む）の幹細胞や培養した幹細胞を投与した場合

において発生しています。当院で主に行っている治療法、すなわち患者さん本人の幹細胞を静脈から投与する場合は、そのような副作用は確認されていないことを付け加えておきます。

以上のことから、自閉スペクトラム症に対する幹細胞療法は安全であるとともに、自閉スペクトラム症を大幅に改善することが、これまでの多数の臨床試験にて示されていると言えるでしょう。

引用論文：Laura Villarreal-Martínez, Gerardo González-Martínez, Stem Cell Therapy in the Treatment of Patients With Autism Spectrum Disorder: a Systematic Review and Meta-analysis, Stem Cell Rev Rep. 2022 Jan;18(1):155-164

【エビデンス2】
自閉症に対する幹細胞治療の系統的考察 その2

2022年にジャヤン・キュウ博士らが『Frontier in Pediatrics』誌に自閉スペク

メタ解析の対象になった5件の研究

国	年齢幅	被験者数	細胞の種類	注入経路
イラン	5-15	32	骨髄由来間葉系幹細胞	中枢投与
中国	3-12	42	間葉系および単核細胞	中枢および静注
アメリカ	2-7	176	自己臍帯血細胞	静注
中国	3-12	36	間葉系および単核細胞	中枢および静注
アメリカ	2-6	29	自己臍帯血細胞	静注

トラム症に対する幹細胞療法のメタ解析と系統的レビューを発表しました。その日本語要約を紹介しましょう。

キュウ博士らは、自閉スペクトラム症に対する幹細胞治療の有効性と安全性を確かめるために、小児ASDに対する幹細胞療法の効果についてメタ解析を行いました。

オンラインデータベースを用いて、2021年7月までに発表された文献を精査し、研究データを抽出。コクラン（1992年に設立された国際的な医療評価プロジェクト）の検索ツールを利用して、安全性と有効性、およびバイアスのリスクを評価しました。

そうして適合基準を満たした5つの臨床研究（上表）を対象とし、リハビリテーション療法を対照にメタ解析を実施したところ、幹細胞治療群では小児自閉症評定尺度（ＣＡＲＳ）が対照群よりも6点近くも改善していることが分かりました。また、副作用発症率については、幹細胞治療群と対照群との間で有意差を認めませんでした。

キュウ博士らは、今回のメタ解析の結果から、小児ＡＳＤに対する幹細胞療法が安全かつ効果的である可能性が示唆されたと結論付けました。

引用論文：Jiayang Qu, Zicai Liu, *Efficacy and Safety of Stem Cell Therapy in Children With Autism Spectrum Disorders: A Systematic Review and Meta-Analysis*, Front Pediatr. 2022 May 4

【エビデンス3】間葉系幹細胞から神経細胞が成長することの研究

間葉系幹細胞は自分の細胞由来で、さまざまな細胞になることができます。

そのため、間葉系幹細胞治療は変化してしまった神経細胞を正常な細胞に置き換えることができます。

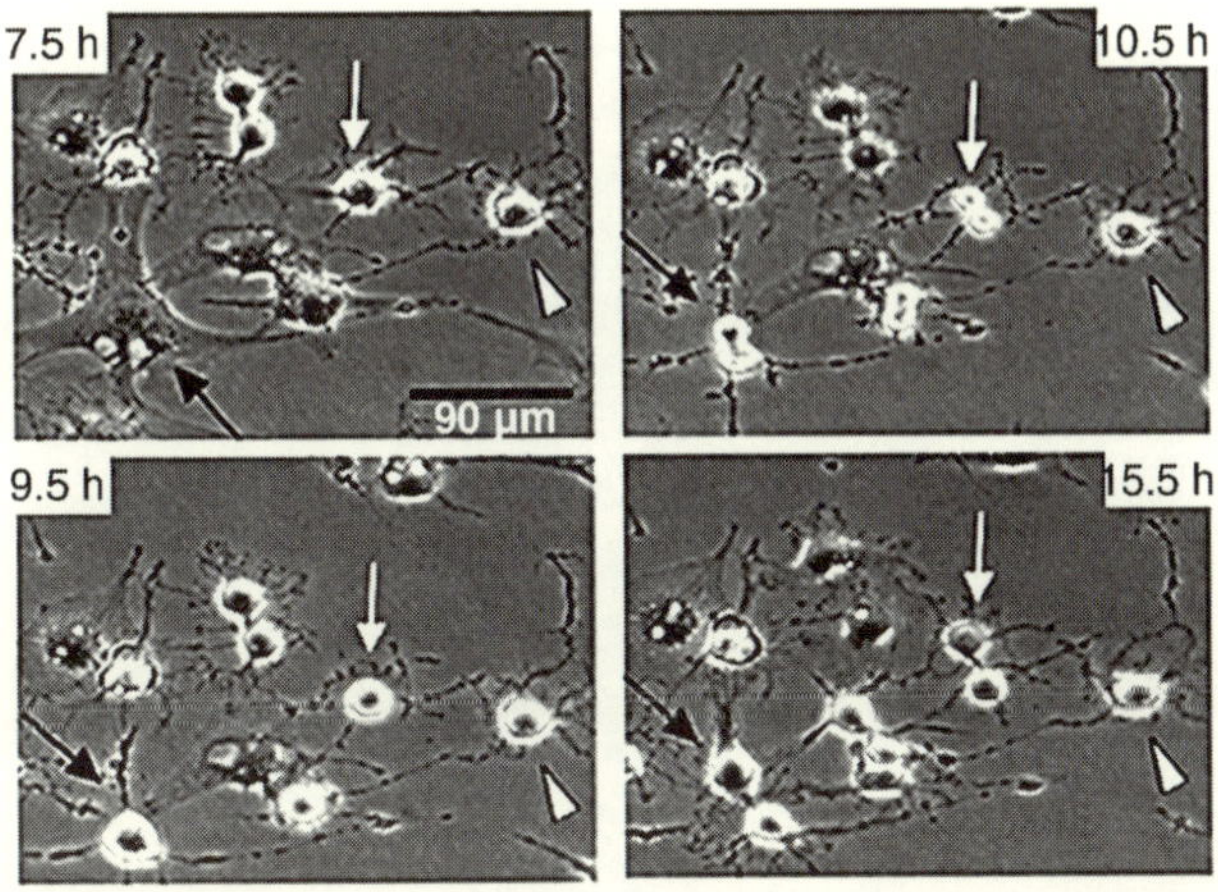

培地に間葉系幹細胞を注入して7.5時間、9.5時間、10.5時間、15.5時間後の結果

では、そのような万能な細胞である骨髄幹細胞は、どのようにしてさまざまな細胞に分化するのでしょうか。

ここで骨髄幹細胞が神経細胞に分化するメカニズムに関するエビデンスを紹介しましょう。

間葉系幹細胞は生きた動物の骨髄から採取され、軟骨細胞、骨芽細胞（骨の元となるもの）、筋肉、中枢神経などになることができます。

上記画像は、実際に間葉系幹細胞から神経細胞が発生していく様子を写したものです。神経を培養する培地に置かれた間葉系幹細胞が次々と分裂していくのが観察されました。

画像から分かるように、間葉系幹細胞は神経細胞になることができます。すなわち壊れた神経細胞を修復することができるということです。

引用論文：Guillermo Muñoz-Elías, Dale Woodbury,*Marrow Stromal Cells, Mitosis, and Neuronal Differentiation: Stem Cell and Precursor Functions*,STEM CELLS Volume21, Issue4,July 2003,Pages 437-448

【エビデンス４】
間葉系幹細胞治療で自閉スペクトラム症が改善した研究

次に間葉系幹細胞の治療効果について検証した医学研究を紹介しましょう。

この研究では、３歳から12歳の自閉症の患者37人を被験者とし、３つのグループに分けて、「ヒト臍帯血由来単核細胞（ＣＢＭＮＣ）」と「臍帯由来間葉系幹細胞（ＵＣＭＳＣ）」の併用移植の有効性を調査しました。

ここでは詳細な説明は割愛しますが、単核細胞は間葉系幹細胞とは異なる細胞です。

被験者は次の３つのグループに分けられました。

①ＣＢＭＮＣグループ（14人の被験者、ＣＢＭＮＣの移植とリハビリ療法を受けました）
②併用グループ（９人の被験者、ＣＢＭＮＣとＵＣＭＳＣの両方の移植とリハビリ療法を受けました）
③コントロールグループ（14例、リハビリ療法のみを受けました）

移植は週に1回、静脈内および髄腔内に間葉系幹細胞注射を行い、合計4回行いました。研究は24週にわたって追跡調査され、移植後の4、8、16、24週にチェックされました。

小児自閉症評定尺度（ＣＡＲＳ）という評価尺度を用いて、自閉症にどれほど間葉系幹細胞が効果があるのかを見ることができます。

第2章でも触れましたが、ＣＡＲＳは、一般に自閉症の子どもを鑑別するのに用いられる15項目からなる行動を通して評定する尺度です。一般に30未満が自閉症なし、30から36・5が軽度、または中程度の自閉症、36・5以上は重度の自閉症と鑑別され

3グループにおける移植後のCARSの変化

Group	Baseline	4w	8w	16w	24w
CBMNC	46.43±8.65	39.21±8.63	36.64±7.07	35.14±7.77	37.14±10.15
Combination	45.11±4.31	40.67±3.82	38.22±9.74	36.78±12.8	28.00±6.18
Control	43.15±4.38	41.54±3.82	41.46±3.41	40.31±3.82	37.23±3.42

CBMNC：CBMNC 移植とリハビリ療法
Combination:CBMNC と UCMSC の両方の移植とリハビリ療法
Control：リハビリ療法のみ

ます。

実験の結果をまとめたのが、上記の表です。

表によるとCARSの評価は、間葉系幹細胞を使用したグループで著しく低下し、自閉スペクトラム症が改善していることが分かります。

表から読み取れるように、24週間でCBMNCのみを移植したグループ、およびコントロールグループと比較すると、CBMNCとUCMSCを併用したグループの方が大きく減少しています。

合計スコアの変化は、併用グループで37・9％減少しており、これはCBMNCグループで観察された20・0％およびコントロールグループで観察された13・7％の減少と比べるとよい結果でした。

ゆえに、CBMNCとUCMSCの両方の移植は、CBMNC単独の移植と比べて効果が高く、コントロールグループと比較すると、臍帯由来間葉系幹細胞は自閉症を改善することが分かりました。

引用論文：Guillermo Muñoz-Elías, Dale Woodbury, Marrow Stromal Cells, Mitosis, and Neuronal Differentiation: Stem Cell and Precursor Functions,STEM CELLS Volume21, Issue4,July 2003,Pages 437-448

【エビデンス５】
間葉系幹細胞治療で自閉スペクトラム症の脳血流が改善した研究

間葉系幹細胞を移植することにより、脳の血流が改善することを実際に証明した研究を紹介しましょう。

自閉症の６歳の患者に骨髄幹細胞を投与し、３～６か月観察し、その機能改善を調べた研究です。患者は自分の骨髄から採取した骨髄幹細胞を移植したところ、病気の重症度がスコア５（著しく重症）からスコア４（中程度）へと変化しました。ＣＡＲＳも42・５から35・５（30以下が正常）に変化し、改善を示しました。

骨髄幹細胞移植前後の脳の血流の変化

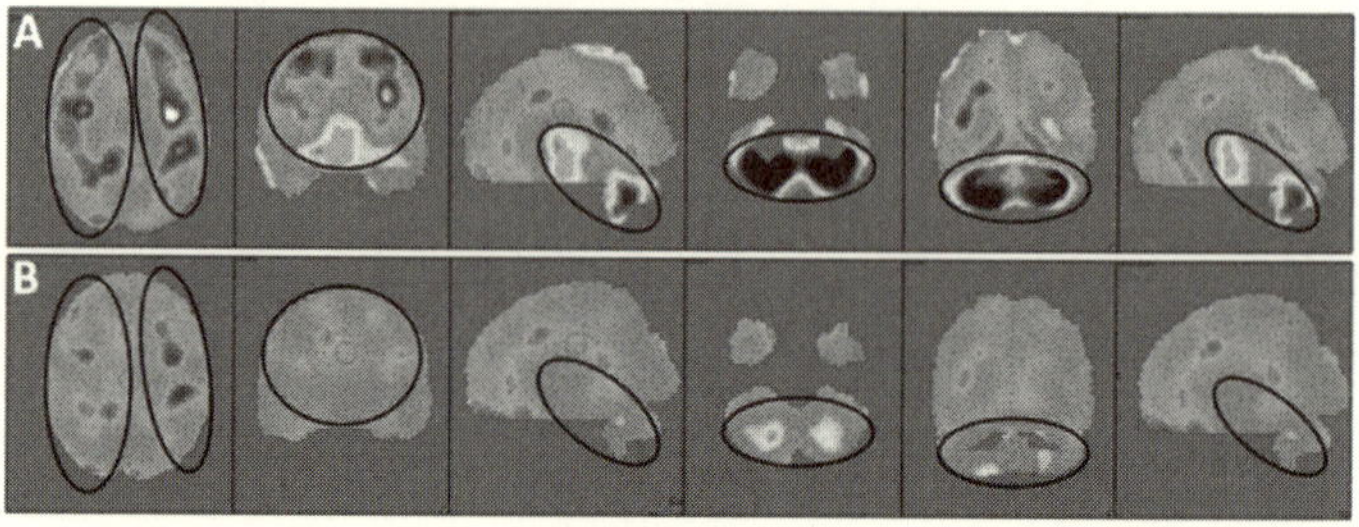

「A」は骨髄幹細胞を移植する前の脳の血流、「B」は移植後の血流を示している。移植前の「A」では、丸で囲んだ部分に代謝異常が見られたが、移植後は代謝異常が改善し、正常化している。

上記は、患者の脳のPET‐CTスキャンの画像です。

PETとは陽電子放出断層撮影のことで、がんの検査によく用いられますが、脳血管障害に対しても有効に利用することができます。

上記のPET‐CTスキャンの画像を見ると、投与前における代謝異常部位が、骨髄幹細胞を投与した後では正常に変化していることが分かります。

代謝は脳の血流が元に戻ることで正常になります。つまり、骨髄幹細胞には脳の血流を再び通す作用もあることが分かります。

引用論文：Alok Sharma, Hemangi Sane, *PET‐CT Scan Shows Decreased Severity of Autism after Autologous Cellular Therapy: A Case Report*, Autism Open Access 2016, 6:2

第4章　当院における治療実績

当院における自閉症・発達障害の治療の流れについて

ここまでは幹細胞や治療の実際について、さまざまな面から説明してきました。では、肝心の、当院における幹細胞治療の流れを詳しく説明していきましょう。

1. 予約

ご予約は、メールもしくは電話で受け付けます。

2. カウンセリング

次はお子さんのいる状況でカウンセリングを行います。直接お会いする以外に、オンラインでも対応しています。

お子さんの状態を見せていただきながら、可能な限り細かくお話を伺います。当院ではさまざまな症状のデータがあります。患者さまにとって最適な治療を行うために

当院の自閉症・発達障害に対する幹細胞治療の流れ

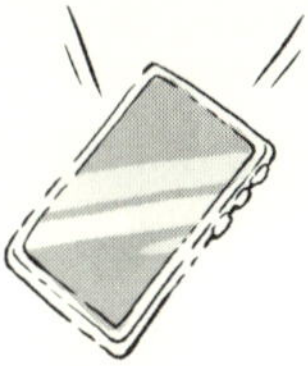

【手順1】
電話・メールで予約
まずは電話、もしくはメールにて、カウンセリングの予約をお取りいただきます。

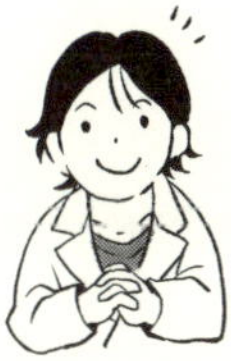

【手順2】
カウンセリング
お子さんの状態を見ながら、お話を聞かせていただきます。

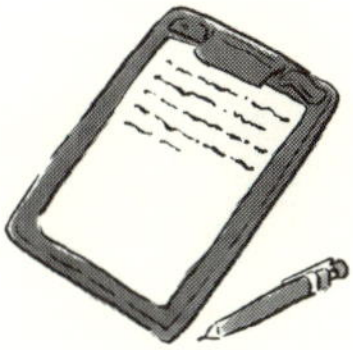

【手順3】
症状の見極め
安全に幹細胞治療を行えるかどうか、お子さんの症状を見極めます。

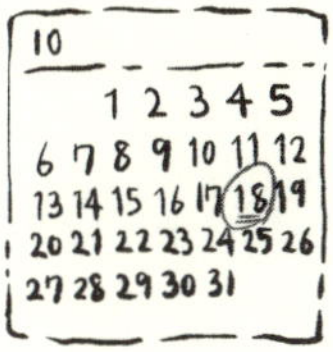

【手順4】
治療日の決定
当院の治療方針にご納得いただけたら、治療日を決定します。

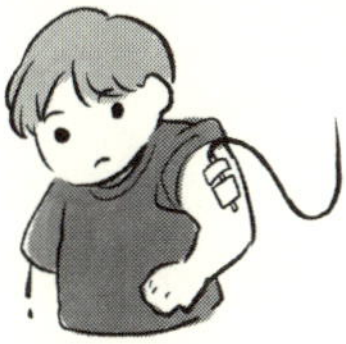

【手順5】
治療の実施
治療は安全のために麻酔をかけて行います。幹細胞の採取から投与まで数時間程度で終了し、麻酔から覚めたらご帰宅いただけます。

も、じっくりと時間をかけてお話を聞かせていただいています。疑問や不安な点がありましたら、遠慮なくおっしゃってください。しっかりお答えいたします。

3．症状の見極め

カウンセリングに併せて、症状の見極めも行います。ここで見極めるのは、自閉症・発達障害の状態そのものよりも、麻酔が安全にできるか、または出血しやすい病気に罹っていないかといった点です。つまり、治療を安全に行えるかの見極めです。

特殊な病気や合併症があるとリスクが高まるので、それを見極めると同時に、どのような治療方法が適切かどうかなどを見させてもらいます。

4．治療方針と治療日の決定

ここまでで、保護者の方へは幹細胞治療についての事前説明も済ませます。

副作用がほとんどないことや、患者さん側の希望などもしっかりヒアリングをさせてもらい、十分にご理解いただいたうえで、治療方針と治療日を決定します。

5．幹細胞治療

幹細胞を体に戻す実際の治療日に来院していただきます。
骨髄から幹細胞を採取する場合は、骨盤のあたりから抜きます。自閉症・発達障害の患者さんは長時間じっとしているのが難しく、パニックを起こすおそれもあるため、全身麻酔（自発呼吸を残した全身麻酔で、いわゆる大きな手術のような、呼吸器につないで人工呼吸器で管理する麻酔とはまったく違います）をして治療にあたります。当院では安全のため、必ず麻酔時には小児救急に十分な経験を持つ医師が治療に携わるようにしています。

幹細胞を採取したら、点滴で腕の静脈へ戻し入れます。この間も麻酔は効かせた状態ですので、お子さんが眠っているあいだに治療は終わります。すべて投与したら処置は終了です。

目が覚めて、麻酔が完全に切れたことを確認したらご帰宅いただきます。

その後は半年のあいだに経過観察を行います。

療育やＡＢＡセラピーなどの行動療法は、継続していただきます。当院で行った治療に合わせて、頻度や強度などを変更していただくこともあります。

幹細胞治療と合わせて行うオプション治療

幹細胞治療に加え、オキシトシン療法、プロバイオティクス療法という治療や遺伝子検査を行うこともできます。

●オキシトシン療法

オキシトシンというのは脳で分泌されるホルモンの一種です。大人同士や赤ちゃんとのスキンシップ、動物との触れ合いなどで分泌が増えるため、〝幸せホルモン〟とも呼ばれています。

そんなオキシトシンですが、自閉症・発達障害のお子さんのなかには、分泌量が少ないという報告があります。また、オキシトシンの分泌が少ないと、知能の発達に悪影響を及ぼすということが分かり、オキシトシンを人工的に補充する治療法として東

ホルモンを点鼻薬で投与するオキシトシン療法

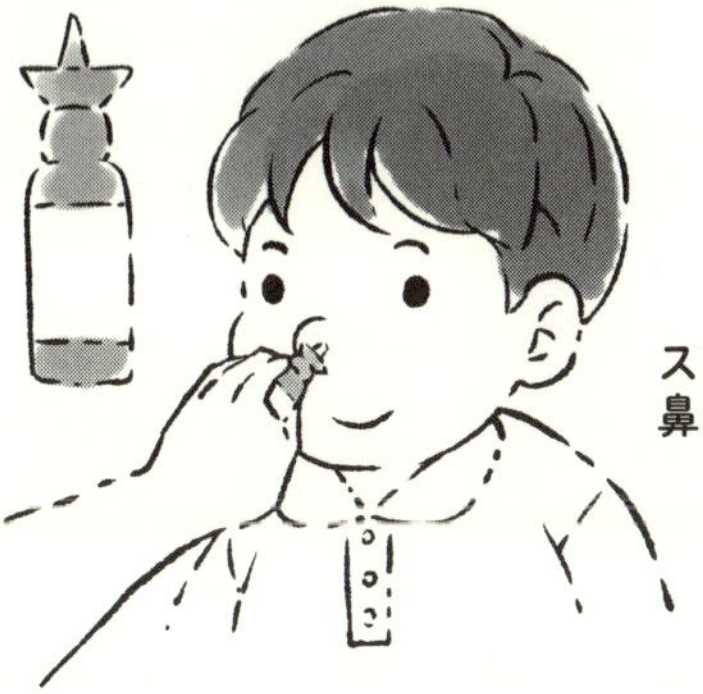
オキシトシン
点鼻薬
スプレーで
鼻から投与する

京大学で研究されてきました。

　花粉症のスプレーのようなものを鼻に投与する簡単な方法で、それが脳の受容体というところに作用して知的な部分の神経発育が促されると考えられています。

　幹細胞治療と同時に行っている方が多く、知的な発達が見られているという印象は感じます。ただ、当院の場合、オキシトシン療法は男性に限定させていただいています。

　まだ完全に判明はしていませんが、女性の場合は子宮を収縮させる効果があるとも言われているので、さまざまなリスクも考えて行っていないのが現状です。

腸内環境を整えるプロバイオティクス療法

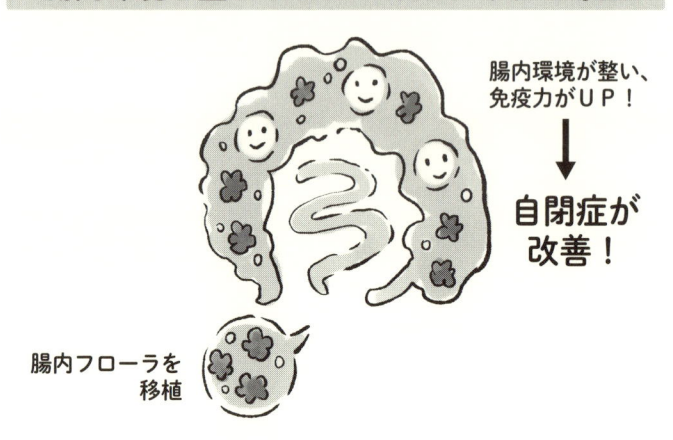

●プロバイオティクス療法

当院では、プロバイオティクス療法と呼ばれる腸内フローラの移植治療も行っています。

腸内フローラというのは正式には腸内《ちょうない》細菌叢《さいきんそう》という、もともと腸内にある細菌で、善玉菌と悪玉菌、そして状況によって善玉菌にも悪玉菌にも味方する日和見菌の3つで構成されているものです。腸内の免疫細胞を活性化させる力があるこの3つの菌のバランスを保つことで、腸内環境をコントロールして、自閉スペクトラム症を改善させよう、という治療法です。

腸内フローラの悪化と自閉スペクトラ

ム症はたしかに関連していますが、そもそも「自閉症特有の偏食」が腸内フローラの悪化を生み出すのであって、腸内細菌の悪化が自閉スペクトラム症の原因ではない、という考えもあります。

腸内フローラの異常→自閉症の症状を引き起こす

のではなく、

自閉スペクトラム症特有の偏食→腸内フローラの異常→腸内フローラの異常から二次的になんらかの症状が生じる

と考えるべきということです。

そのため、腸内フローラの改善によって自閉スペクトラム症の症状が緩和しても、「自閉スペクトラム症特有の偏食」が治らない限りは、また偏食によって腸内フローラは悪化していきます。

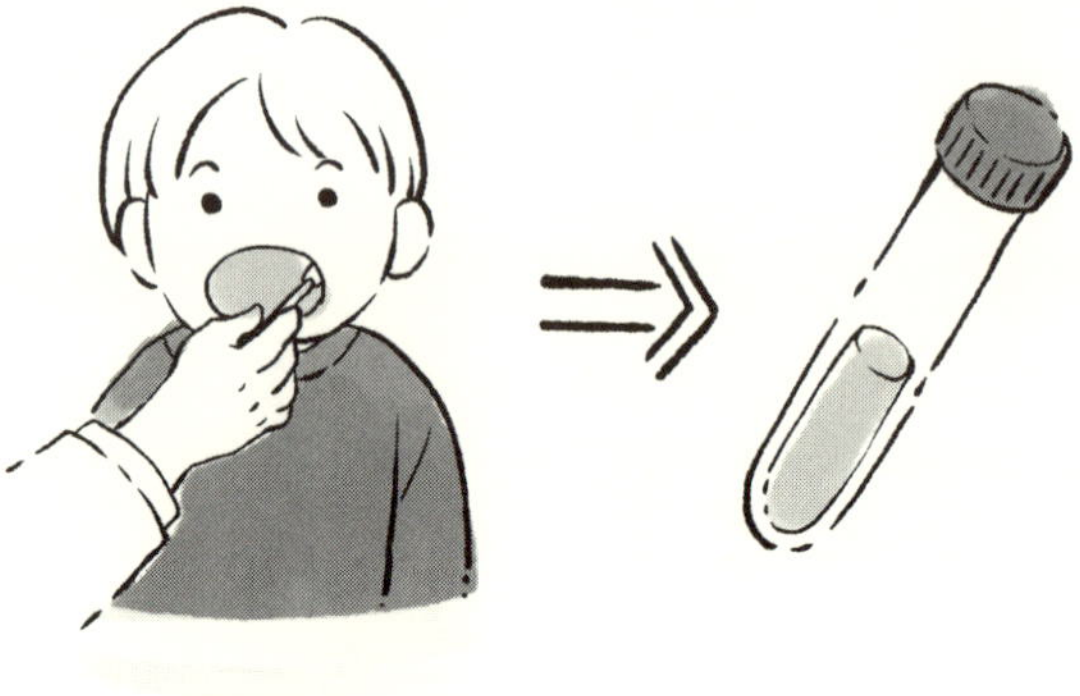

遺伝子検査も行っています

腸内フローラの改善を望むのであれば、「偏食」を根本的に直す必要があります。当院では幹細胞治療により偏食が緩和されない限りは、積極的には推奨していませんが、もし治療をご希望されれば対応は可能です。

●遺伝子検査

自閉症・発達障害の6～7割は遺伝的な要因が強いと考えられています。それを確かめる手段として患者さんの遺伝子検査も行っています。

検査にあたっては血液や口腔粘膜を採取しますが、当院では基本的に口腔採取を採用しているので痛みはありません。そうして採取した検体を海外の専門機関に委託して、DNAを抽出してもらい、戻ってきたデータをドクターが解析します。海外でＤＮＡの抽出を行うため、２～３か月ほどかかります。

ご両親に自閉症・発達障害の症状が出ていなくても遺伝子的素因は持っている可能性があるので、その部分の確定診断をするうえでも有効です。また、自閉症・発達障害の人は遺伝子がどのように変異していると症状が出やすいかということも分かってきています。

遺伝子検査を行うメリットは、診断の正確性が増すことです。症状は数値化できないので、ドクターやご両親の主観、観察に基づいてくるのですが、遺伝的素因があるかないかというのが分かると、より診断の正確性が上がってきます。遺伝的な要因が強ければ、治療の頻度を上げたり、より強力な幹細胞治療を行うといった判断もできます。

自閉症・発達障害に対する幹細胞治療の臨床例

第１章でも触れましたが、当院では自閉症・発達障害に対する幹細胞治療を年間

100件ほど行っており、その95%以上でなんらかの効果が出ています。

一般的な改善例に加え、個別の臨床例も紹介いたします。

●発語の改善

発語に関する部分では特に高い効果が出ています。

一単語しか喋れなかったお子さんが、幹細胞治療の1週間後には複数の単語を喋るようになったという例もあります。語彙の増加や発語量の増加が見られますし、それに伴ってアイコンタクトが増えたり、他のお子さんと遊ぶようになったりという、コミュニケーション能力が高まるという効果も見られます。

●気分の安定化

気分の安定化という改善例もあります。非常に怒りやすかったり、すぐに激昂《げきこう》してしまったりする症状の子が、落ち着いて指示に従うようになりました。

自閉症・発達障害の症状のひとつとして、睡眠状態にトラブルを抱えている場合があります。夜になってもなかなか寝付かず、中途覚醒してしまうのでご両親の生活に

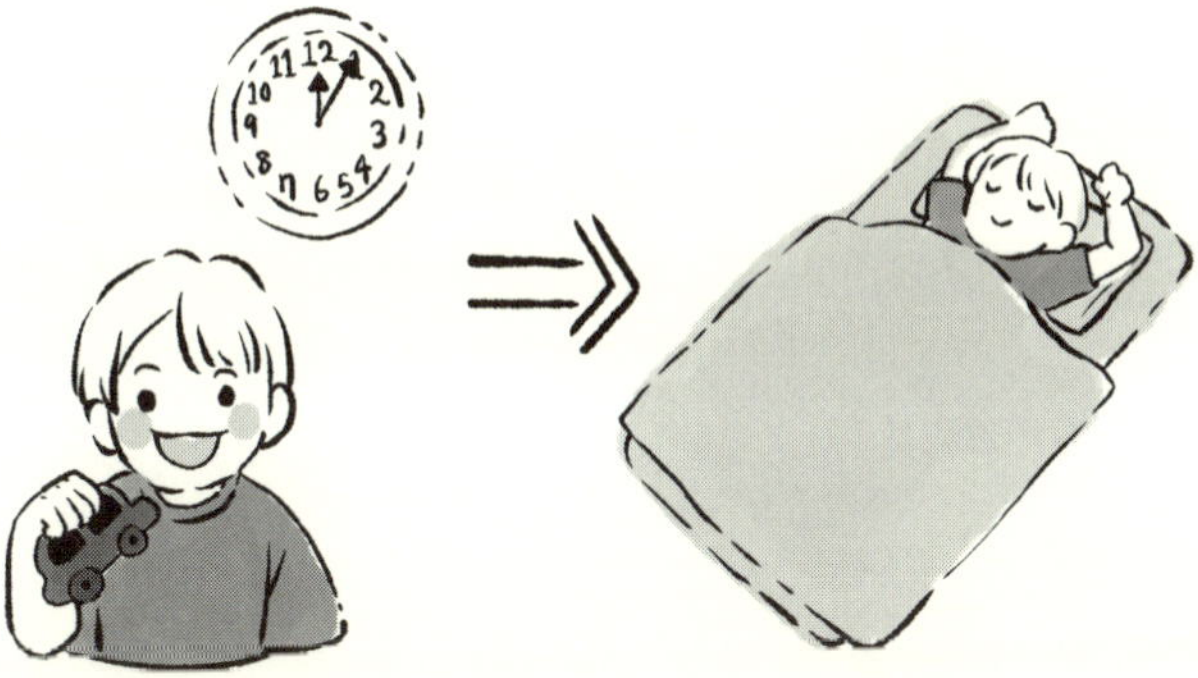

幹細胞治療の結果、睡眠の質が改善し、夜ぐっすり眠れるように

も大きく影響を与えてしまいます。

明らかに改善したと思える例としては、４歳のお子さんがご両親に暴力的行為をして、夜中になっても寝ないで暴れたり叩いたりを繰り返していたそうです。それが幹細胞治療を行ったら一気になくなり、寝入りも早くなって朝までぐっすり眠るようになったということで、ご両親も「ＱＯＬが大幅に改善した」と喜んでいました。

●感覚障害の改善

感覚障害の症状があるお子さんもいます。

足底過敏のお子さんは、足を地面に着けるだけで痛みを感じてしまうので、ずっとつま先歩きになってしまいます。頭の痛覚過敏の子もいます。痛みを感じるので帽子をかぶることができませんでした。治療の結果、それらがなくなった例もあります。

また、感覚過敏の逆で「鈍麻」といって痛みを感じにくくなる症状もあります。ケガをしても気づきにくかったり、暑さ寒さにも反応が弱かったりするので、感覚鈍麻は危険なこともあります。

食事に関しても極端な偏食で特定のものしか食べられないとか、絶対に同じコップでしか水を飲めないという症状の患者さんも改善された例があります。

このような感覚特性の症状は、いずれも末梢神経の炎症によるものではないかと考えられます。実際、いくつかの研究で感覚をつかさどる末梢神経の異常が自閉症・発達障害に大きな影響を与えているという報告もあります。

幹細胞は壊れかけた神経にも反応して炎症抑制効果を発揮しますので、幹細胞治療による改善例と捉えていいでしょう。

■成人の神経症改善

小さいお子さまの自閉症・発達障害とは話がずれますが、成人でも、引きこもりといわれているものは神経症の一種かもしれません。つまり症状の出方は異なりますが、診断は下っていない自閉症・発達障害の方は少なからずいると思われます。

少し前にネットから広がった〝コミュ障〟という言葉がありますが、まさに他人とコミュニケーションをとることが苦手で、うまく社会生活が行えていなかったり、社会そのものに参加できていなかったりする方がいます。そういった傾向のある20〜30代の方が幹細胞治療を受ける例もあります。やはりお子さんに比べると効果は落ちますが、確実に改善はされました。

これまでは外出できなかったのに普通に外に出られるようになったとか、会社や大学などに通えるようになった、といった効果も出ています。

当院における自閉症・発達障害に対する幹細胞治療の改善例をまとめておきます。

①感覚過敏、感覚鈍麻などの感覚特性の改善
②特定の行動や物へのこだわりの緩和（食事の改善）
③言語理解の向上、語彙の増加
④他者への興味の高まり、アイコンタクトの増加、対人との触れ合いなどコミュ

ニケーション能力の改善

自閉症・発達障害における幹細胞治療の効果について、海外からも次のような症状の改善が見られたという研究結果が報告されています。

①集中力が上がり、それが持続するようになる
②アイコンタクトがとれて、他の子どもたちと意思疎通が図れるようになる
③家庭内・外でその場に応じた適切な行動を取れるようになる
④大きな音や見知らぬ人への恐れ、明るい色や光への極度の恐れがなくなる
⑤睡眠障害が改善される
⑥非言語コミュニケーションがとれるようになる
⑦より活動的になる
⑧偏ったものだけでなく新しい食べ物も食べるようになり、消化機能も向上した
⑨他のものや人に対する興味が高まった
⑩言語能力が向上した

⑪文字を書く能力が向上した
⑫セルフケアのスキルが向上した

このような改善があれば、お子さんの生活のクオリティは格段によくなるでしょう。

当院での幹細胞治療にかかる費用

自閉症・発達障害に対する幹細胞治療は、自由診療のため、健康保険が適用されません。

そのため、保険診療に比べると金銭的な負担はどうしても大きくなってしまいます。

費用は、治療を受けられるお子さんの症状、年齢などによって大きく変わってきます。一概には言えませんが、当院の場合は目安として、一回の治療で総額２５０万円程度以上はかかります。

治療費の違いは、接種する幹細胞の量、あるいは培養の有無、またその程度などによって異なります。幹細胞治療を複数回受けられる場合も、一回ごとにほぼ同額がかかります。

オキシトシン療法、プロバイオティクス療法も自由診療になります。費用はそれぞれ数十万円です。

遺伝子検査は、海外の専門機関に委託しているため、費用は約30万円です。

現在、日本では幹細胞治療に対する保険適用は、白血病や再生不良性貧血などの血液疾患など、一部の病気にとどまっています。十分な効果が望める自閉症・発達障害に対する治療にも一刻も早い保険適用が求められますが、そうなるにはまだ時間がかかりそうです。

幹細胞治療は、経済的な負担が決して少なくはありません。

しかし、自閉症・発達障害を根本から改善させることができる、現状、唯一の治療法です。

治療をお考えの場合は、費用の面も含めて検討してください。

より詳細な費用をお知りになりたい場合は、当院までお問い合せください。可能な範囲でお答えいたします。

日本東京幹細胞移植治療研究所の臨床例

さて、ではここからは当院における自閉症・発達障害の幹細胞治療における具体的な臨床例を紹介いたしましょう。

臨床例１　５歳男児・自閉症のケース

３歳のときに自閉症の確定診断が下された重度の患者さんでした。面談時、お子さんはほとんど無反応でした。地域の療育は受けていましたが、激しい睡眠障害に加えて癇癪も起こすため、ご家族はかなり疲弊されているようでした。治療は幹細胞治療と投薬に加え、オキシトシン療法も行いました。投薬はリスパダールという精神的な不安感や気持ちの高ぶりを抑える薬を使いました。

治療後2週間後くらいから効果が表れ始め、癇癪を起こす頻度がかなり減少し、さらに睡眠障害は大きな改善が見られ、2か月後くらいからは薬も使わずに眠れるようになりました。また、その頃から「パパ」「ママ」といった発語があり、その後も単語数が増えていっているということです。

療育の場ではずっと水遊びを続けてしまう独特な行動があり、これまではいくら言っても止めなかったのですが、それも話せばやめるようになり、ほかの遊びをすめるとそちらに移行できるようになったとのことでした。

周囲とコミュニケーションをとれるようになってきたのは、幸福感が高まるオキシトシンの効果が大きいと思われます。

改善した項目

発語　治療前：無発語
　　　治療後：二、三語の単語を発語

睡眠　治療前：中途覚醒あり
　　　治療後：中途覚醒なし

周囲とのコミュニケーション

治療前：ひとりで遊ぶのみ

治療後：周囲の子どもの輪に交じる

ひとつのものへの執着

治療前：同じ遊びを1時間以上繰り返し、止めるように言っても聞かない

治療後：指示に従ってほかの遊びをする

癇癪

治療前：一度怒ると30分以上怒りが止まらない。頻度は2日に一度くらい。

治療後：まったくなくなった

臨床例2

4歳男児・自閉症のケース

3歳のときに自閉症の確定診断が下されています。

大きな症状としては感覚過敏がありました。特に音に関する感覚が常人の何倍も鋭

く、比較的大きな音になると騒音と認識してしまうため、電車に乗るのもつらいようでした。しかし、幹細胞治療によって大きな音にも耐えられるように改善しました。

また、数個の単語でしか会話ができなかったのですが、「○○欲しい」といった二語文が増え、語彙力も上がりコミュニケーション能力が向上しました。それによって友だちとも遊べるようになり、睡眠障害の改善など相乗効果もありました。

お子さん自身の幸福度が上がったようです。そうなるとご両親も嬉しいですよね。

改善した項目

発語
治療前：数語の単語のみ
治療後：語彙が増え、二語文が増える

睡眠
治療前：寝つきが悪い（24時を超える就寝時間）
治療後：21時前には寝るようになる

周囲とのコミュニケーション
治療前：挨拶なし
治療後：バイバイが言えるようになる

感覚過敏
治療前：大きい音があると耳を塞いで逃げる
治療後：大きい音もあまり気にしないようになる

臨床例３
５歳男児・自閉症のケース

感覚過敏は人によって症状の表れ方が違います。生地の素材によってはその服が着られないという人もいます。

こちらの５歳の男の子の患者さんは足底過敏でつま先立ち歩きしかできませんでしたが、治療後には改善し、さらに運動機能も向上しました。感覚過敏には幹細胞治療の効果が非常によく表れています。また、語彙数も増加し、コミュニケーション能力が向上し、睡眠異常の改善も見られました。

改善した項目

発語
治療前：単語での会話
治療後：語彙が増える

周囲とのコミュニケーション
治療前：運動機能の低下、語彙力がなく困難
治療後：改善し、周囲に溶け込めるようになる

感覚過敏
治療前：足底過敏でつま先立ち歩き
治療後：普通に歩けるようになる

臨床例4
6歳男児・自閉症のケース

4歳のときに自閉症の確定診断が下されている6歳の男の子です。

療育や行動療法はされていました。

しかし、その後、小学校に入学すると、頻繁に教室から脱け出してしまったり、落ち着いて授業を受けたりすることができないなど、多動のような症状が出て、幹細胞治療を受けにこられました。

来院当時のクラスは支援級でしたが、治療後は明らかに変化が見られ、授業に集中することができるようになりました。二語文も増え、徐々に会話の内容も複雑化していき、授業にしっかりついていけるようになったといいます。

この患者さんは幹細胞治療を複数回受けています。

6歳のときに1回目を受けられ、その1年後の7歳のときに2回目を行いました。

現在は支援級ではなく普通級に入り、通学しています。

ご家族の苦労もかなり軽減されたということでした。

改善した項目

学習　治療前：授業についていけない。座って授業を受けるのが不可能
治療後：座って授業を受けられる

学校　治療前：支援級
治療後：普通級

臨床例5
4歳男児・知的障害のケース

知的障害の確定診断が下されています。

やはりご家族としては知的部分の発達を望まれていました。

来院当時は二語文程度の発語で語彙数も極端に少なく、会話を続けるのが困難だったのですが、幹細胞治療後は語彙数が明らかに増えました。それだけではなく、質問にも答えられるなど会話の上達も見られました。それらの改善によって友だちの輪に入れるようになったとのことです。

一口に知的障害といってもさまざまな症例があります。脳性麻痺によって発達障害を合併する場合もありますし、それによって特定の環境で話すことができなくなる場《ば》面緘黙《めんかんもく》などの症状が出てしまう患者さんもいました。
そういうお子さんにも幹細胞治療による改善が見られました。また、ダウン症にも効果が見られるという報告もあります。ご家族は諦めず、治療方法として検討していただきたいです。

改善した項目

IQ　治療前：45
治療後：55

言語　治療前：語彙は数語
治療後：20語以上の名詞を喋るようになる

会話　治療前：会話の往復不可能
治療後：会話のキャッチボールができるようになる

ここで紹介した当院の症例は、あくまで一例です。

実際には数多くのお子さん、そして、ご家族が自閉症・発達障害に対する幹細胞治療の効果を実感しています。

繰り返しになりますが、幹細胞治療はまだ研究の段階であり、治療を行えば自閉症・発達障害が完全に正常化する、というわけではありません。

しかし、自閉症・発達障害が改善すれば、お子さんの生活のクオリティは格段によくなります。また、ご家族の生活のクオリティも著しく改善することでしょう。

幹細胞治療自体は日進月歩で、今後さらなる進化（最新治療）が生まれる可能性があります。たとえば、iPS細胞のように自分の皮膚などから幹細胞（全能性細胞）を作って投与したり、投与の方法も静脈投与ではなく、よりアグレッシブな方法が生まれたりするかもしれません。ただし、現在の方法でも、あえてiPS細胞などは使用しなくても、95％以上の方が症状の部分的改善を実感しています。

ご両親が第一歩を踏み出すことによって、お子さまの症状を改善する可能性があるのが、幹細胞治療です。お子さまの未来のためにも、幹細胞治療を選択肢のひとつに考えていただきたいと思います。

第5章

家庭でできる 自閉症・発達障害への働きかけ

家庭でできる症状改善方法を紹介します

さて、ここまでは幹細胞治療や当院での治療の流れなどについて説明させていただきました。

自閉症のお子さんをお持ちのご家族のみなさんのなかには、お子さんへの対応や癇癪、睡眠障害などの症状によって、ご家族自身の生活に支障をきたしているという方もいらっしゃるのではないでしょうか。

実際に当院の患者さんのご家族でも、治療前は大変な思いをされていた方がたくさんいらっしゃいます。そのご苦労はなかなか他人に分かってもらえないだけに、子どもさん本人だけでなく、ご家族もつらい日々を送っていることと思います。

そこで、本章ではそうしたご苦労を少しでも軽減できるよう、ご家庭でできる自閉症・発達障害の改善方法を紹介させていただきます。

自閉症・発達障害の症状の改善を図ることができるのは、医療的介入だけではありません。第2章でも書いていますが、行動療法や療育といったリハビリも症状の改善が期待できます。応用行動分析学というABAセラピーですが、難しく考えず家庭で長く続けられる療法と考えてみてください。

すでにさまざまな療法・療育を行われたり試されたりしたご家族の方もたくさんいることでしょう。そしてなかにはなかなか改善が見られないため、落胆して諦めてしまった方もいるかもしれません。

たしかに行動療法はすぐに改善の結果が出るわけではないので、心が折れてしまうこともあるでしょう。

しかしここでお伝えしておきたいのは、

「どうか諦めないでください。希望を持って続けていけば、きっと将来的には改善が見られます」

ということです。

「変わらない」「もうダメだ」と決めつけたり諦めたりせず、どうか続けていただきたいのです。

これは来院されて幹細胞治療を行っている患者さんにも伝えていることです。

たとえばお子さんへの語りかけは、定型のお子さんに対しても普通にされていることですが、発語がない自閉症・発達障害のお子さんに対してはもっとたくさん話しかけてあげてほしいのです。大変だとは思いますが、しぶとく続けてみてください。一語が二語になり、きっと少しずつ単語が増えることでしょう。それはお子さんにとってはとても嬉しいことのはずです。お子さんの人生がより良くなるように、続けてみましょう。

それでは、自閉症の症状別の対処法を紹介します。

発語に関する行動療法

通常は、2歳くらいまでに二語文を話し始めるといわれています。

二語文というのは、「チョコ　食べる」「ネコ　いた」といった2つの単語からなる文章のことです。

二語文が出ない場合は、「ネコ」「チョコ」などと名詞しか言わないため、それをど

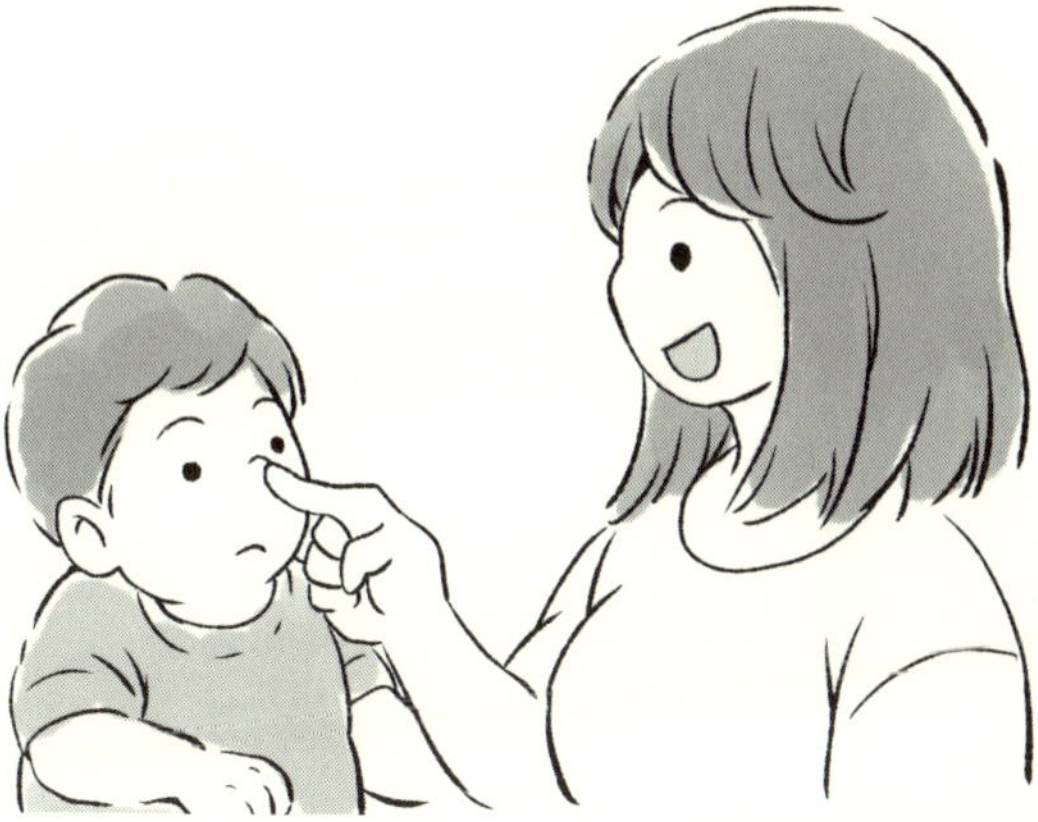

ボディランゲージを用いた声かけ

うしたいのか、それがどうしたのかが分からず、コミュニケーションがとりにくくなってしまいます。その状態が3歳、4歳まで続くと自閉症・発達障害の疑いが出てきます。なかにはまったく発語がないという症例もあります。

発語がない、遅いというお子さんに話しかける時の重要な方法として、ボディランゲージを用いて話すことが挙げられます。

たとえば、「見る」ということを伝えたいときは、目から見るものへの指差しを行うとか、「聞く」ことを伝えたいときは、耳を澄ましたり耳を指差したりしながら話しかけてあげてください。

また、名詞以外の動詞を繰り返して言ってあげることも効果があります。「チョコ」をどうしたいのかを言ってあげるのです。「食べる?」と聞いてあげることを繰り返すことで、「チョコ、どうする?」と聞くと「チョコ、食べる」という二語文が話せるようになることもあります。ただし、はじめから何度も「どうする?」と繰り返し聞くと、お子さんが癇癪を起こすことがあります。まずは、「食べる?」と聞いて、子どもの反応を確認しましょう。

単語数や語彙が増えると、次の段階に進めます。

お子さんにとっても自分の言葉が伝わることは嬉しく感じているはずなので、根気よく、めげずに丁寧に続けてもらいたいと思います。

達成できたらご褒美をあげる

ABAセラピーの基本原理として、何かを達成できたらご褒美をあげるというものがあります。

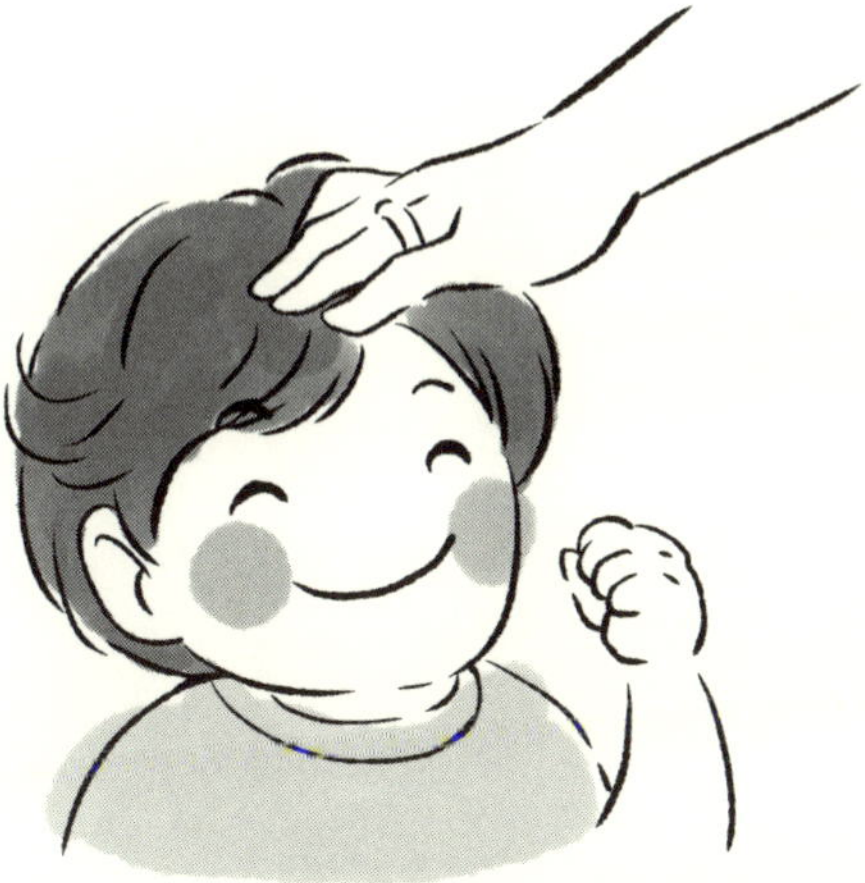

何かができたらご褒美をあげるのは、有効な方法です

これは発語障害に対しても行えるもので、欲求などを二語文以上で上手に言えたら子どもの好きなものをあげることで、子どもの発語を促すというものです。そもそも発語障害は、〝話そう〟という意識がないので、話すことで好きなものがもらえると、話そうという意識が生まれるようになるわけです。

発語障害以外の行動異常などでも、よくないと思われる行動が我慢できたらご褒美をあげることで、問題行動が少なくなり、良い行動が増えることがあります。

このご褒美というのは必ずしも物である必要はありません。たとえばお子さんが喜ぶようなことをしてあげるとか、お子さんが好きなものを見せてあげることもご褒美にあたります。好きな踊りを見せてあげたり、くすぐられると喜ぶお子さんなら、ご褒美にくすぐってあげたりということでもオーケーです。

ようするに、「なにかができた」「いい方向に向かえた」ということが可視化されたり体感できたりすることが大切だということですね。

どうぞ、お子さんをたくさん褒めてあげてください。

視覚優位、聴覚優位におすすめの対処法

ちなみに自閉症の子どもは大きく2つのタイプに分けられます。

ひとつは「視覚優位」で耳から入ってくる情報の処理が苦手なタイプ、もうひとつは「聴覚優位」で見て覚えて書くことが苦手なタイプです。

それぞれのタイプへの対応を簡単にまとめてみましょう。

視覚優位タイプには「ＰＥＣＳ」という絵カード交換式コミュニケーション支援

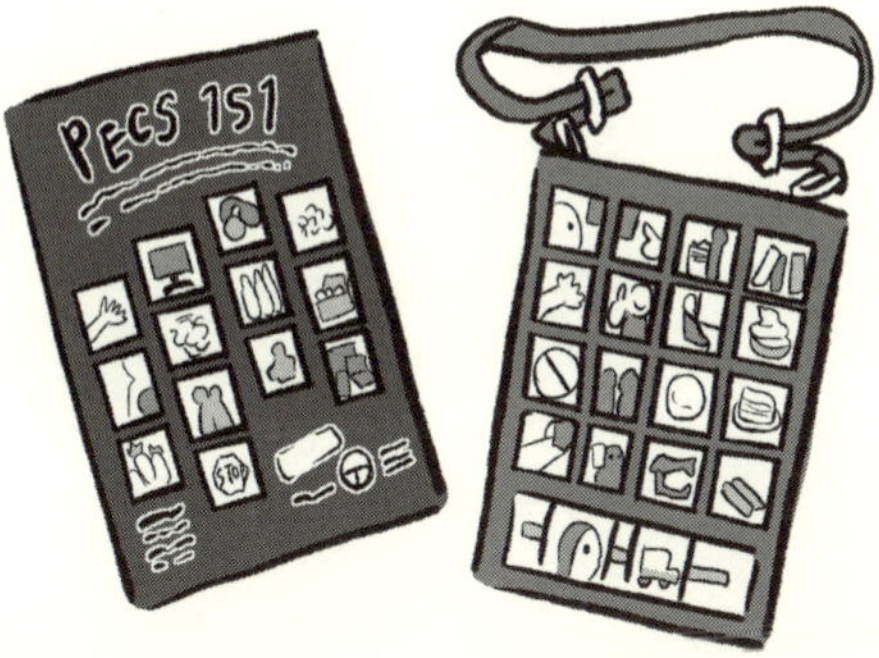

視覚優位タイプにおすすめのコミュニケーション支援システム「PECS」

システムの活用をおすすめします。「PECS」は1985年にアメリカでアンディ・ボンディとロリ・フロストによって考案されたシステムで、未就学の自閉症児に実践されたことからはじまったものです。

絵カードや写真、文字を使って、各曜日や時間のスケジュールを見える化することで生活にルーティンを作ることができます。細かいことでも、服を着る順番や歯磨きについても絵で見える化することで理解できるようになります。

視覚優位のお子さんに、「こうやるんだよ」「なぜこうできないの」と言ってもそれは伝わりません。マイナスな効果になることはやめておきましょう。

また、絵カードを使ってコミュニケーションをとることによって、本人の要求や気持ちを家族や他人に伝えることができるようになってきます。

聴覚優位タイプには漢字の構成を分解して言葉で伝えてあげたり、意味を短文にして伝えてあげたりすることで、苦手部分を克服することができます。

感覚過敏の症状への対応

感覚過敏は視覚、聴覚、触覚、嗅覚、味覚、痛覚など、さまざまな感覚に表れます。足の裏を地面に着くだけで痛みを感じてしまうため、つま先立ち歩きになってしまい長い時間歩けない「足底過敏」や、近くを通る車や電車の音でパニックを起こす「聴覚過敏」、衣類の生地の感触に過敏になり、洋服や学校などの制服が着られなくなる「触覚過敏」もあります。

健常者にとってはその刺激の感覚は分からないと思いますが、本人にとってはとても強い刺激で苦痛でしかありません。

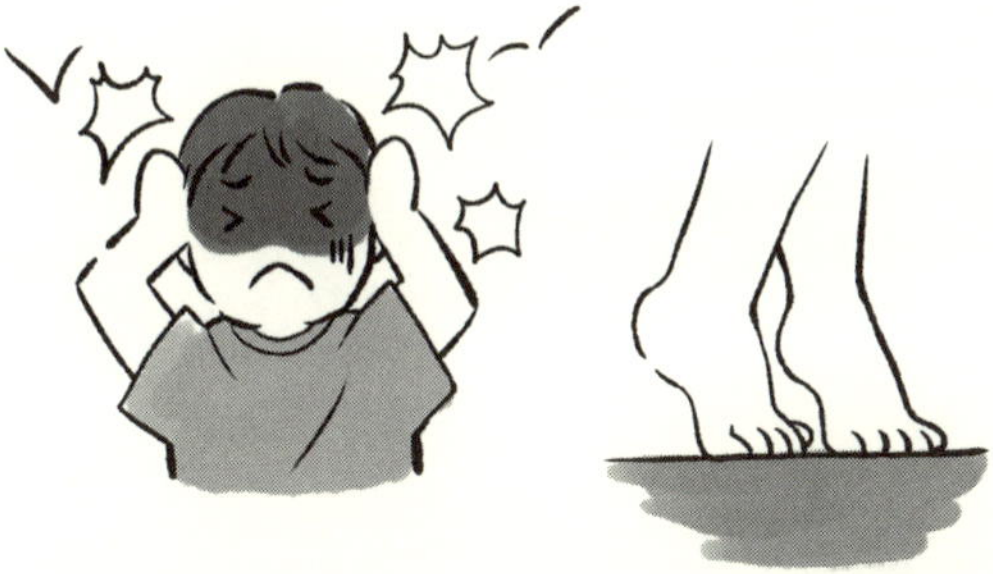

感覚過敏は個人差が大きい。無理強いをしないことが大切。

また、自閉症の子どもはその症状を的確に伝えることができないし、その感覚が異常であると本人が自覚していないこともあるため、周囲から「わがままな子」と誤解されることもあります。子どもにとっては非常に理不尽なことです。

感覚過敏は人によって症状が違い個人差も大きいので、まずはお子さんの生活をよく観察して、苦手な刺激を把握してあげてください。そして、苦手な刺激については、園や学校の先生に伝えておきましょう。

何より大切なのは、お子さんに無理強いをしないことです。

感覚過敏が癇癪に繋がっているケースもあります。

まずはお子さんの苦痛を理解するところから始めましょう。

食品添加物過剰摂取に対する腸内環境改善について

栄養や食事で神経系の炎症を抑える効果も期待できます。

やはりもっとも効果が見られるのは、小麦や大麦などに含まれるタンパク質であるグルテンを摂取しないグルテンフリーと言われています。腸内環境がよくない自閉症・発達障害の子どもに対しては、小麦に関するものがあまりいい影響を及ぼさないのではないかという報告があり、研究も進められています。

自閉症のお子さんはそうでない子に比べて過敏性腸症候群であることが多いということから、腸の炎症を抑える食事が推奨されています。

発酵食品が腸内環境を改善することは知られているので、自閉症・発達障害の症状改善が見られる場合もあります。

ビタミン類やオメガ3脂肪酸がいいという報告もあり、摂取した人の症状が軽減し

自閉スペクトラム症の改善に役立つ栄養素

日々の食事でこれらの栄養素を摂取することで、腸内フローラを改善し、自閉スペクトラム症の改善につながる可能性があります。

栄養素名	多く含まれる食品
オメガ３脂肪酸（EPA、DHA）	サバやイワシなどの青魚、イクラやタラコなどの魚卵に豊富に含まれる。
ビタミンA	鶏レバーや豚レバー、鰻の肝、あんこうの肝、バター、卵黄などに含まれる。
ビタミンB群（とくにB6）	レバーや赤身肉、カツオやマグロ、バナナ、ブロッコリーなどに含まれる。
ビタミンE	モロヘイヤ、かぼちゃ、赤ピーマン、ナッツ、ひまわり油などに多く含まれる。
マグネシウム	キヌア、そば、きなこ、納豆、ごま、アーモンド、海藻などに多く含まれる。
亜鉛	牡蠣、豚レバー、赤身肉、卵、ナッツ、種子類に豊富に含まれる。
鉄	レバー、赤身肉、赤貝、イワシ、カツオ、納豆、小松菜などに含まれる。
セレン	マグロやワカサギ、イワシなどの魚類、ネギ、全粒穀物などに含まれる。
カルニチン	マトンやラム肉、牛肉、牛乳、赤貝などに豊富に含まれる。

たという臨床例もあるのですが、これらの機能自体はまだはっきりとはしていません。

また脳の神経細胞や神経伝達物質に不足しがちな栄養素であるトリプトファン、アセチルコリン、レシチンを摂るのも改善に向かうと言われています。

ただ、自閉症・発達障害のお子さんのなかには極端な偏食があるお子さんもいるので、食事で摂ることができないケースも多いようです。そういう場合は、サプリメントを活用するのもいいでしょう。

また、食事療法でお子さんが過剰なストレスを感じるのは逆効果にもなるので、それぞれの状況を見極めて少しずつ始めて、根気よく続けることも大切でしょう。

ちなみに食事療法では偏食の改善は見込めないと思われます。第4章の臨床例で紹介していますが、偏食の改善には幹細胞治療が有効です。偏食の原因のひとつとも考えられる感覚過敏や異常感覚の改善によって、受け付けられなかった味も受け入れられて偏食が治った例もあります。

感覚過敏が要因だとしても、偏食はなるべく早い年齢で治療しましょう。受け入れられる味のパターンが確立されてしまうと、なかなか治すのが難しくなってきます。

コミュニケーション改善についての注意点

前述したものはすべてコミュニケーション改善につながっていますが、いずれにも当てはまる注意点があります。

ある程度症状が改善してきたときに特に気をつけていただきたいのですが、お子さんが何かを伝えようとしていることが分かったときに、先回りして言ってしまわないようにしましょう。そこはグッとこらえて本人から発してくれるまで待ってください。

もう1点は、こちらが伝えたことをきちんと理解できているかどうかを確認してください。お子さんがすぐに返事をしても鵜呑《うの》みにすることなく、どのように意味を理解しているか確認するようにしてください。

家庭でできる症状改善は続けることが大切です。

自閉症のお子さんの特性・症状はそれぞれ異なります。ということは、それぞれの家庭においても対応の仕方はさまざまだということです。いちばん気をつけておきたいことは、子どもが生活しやすい環境を作ってあげることでしょう。

大変だとは思いますが、こだわりの独特な行動・異常行動を無理矢理正そうとせず、お子さんに合わせたルーティンや時間軸での対応を行っていくことも大切です。

ここまで紹介した家庭でできる対処法を実践すれば、お子さんのストレスは減り、将来に希望も見え、ご家族のみなさん自身の心身的負担が軽減できることと思います。

繰り返しになりますが、諦めることなく、継続してみてください。もちろん、幹細胞治療と併せて行うことで、劇的な改善が見られる可能性は高まるでしょう。

第6章
自閉症・発達障害と幹細胞治療のQ＆A

ここまで紹介してきた自閉症・発達障害に対する幹細胞治療について、みなさんがよく疑問に思われるようなことをＱ＆Ａ形式でお答えします。本編と重複するものもありますが、おさらいとして読んでいただけましたら幸いです。

Ｑ１　幹細胞は最近見つかった細胞ですか？

答え：１９６０年代に見つかっています。

幹細胞の研究はソビエト連邦（当時）で20世紀初頭から行われていました。実際に治療に使われたのは１９５７年に起きたソビエト連邦の原発事故でした。被爆者に骨髄細胞を移植したところ、造血機能の改善が見られたのです。

その後、１９６０年代にカナダ出身の生物学者による研究でさまざまな細胞に変化する細胞が発見され、幹細胞という概念が確立されたのです。

幹細胞治療には歴史があり、ここ数年で始まった最新医療ではありません。歴史があるだけにエビデンスもたくさん報告されています。

Ｑ２
幹細胞は体のどこにある細胞ですか？

答え：体のさまざまなところに存在しています。

私たち人間の体は、37兆２０００億個という膨大な数の細胞で構成されています。細胞が組織を作り、組織が器官を作り、循環器系、呼吸器系、神経系、消化器系、生殖器系などさまざまな器官系を形づくって人体を形成しています。

これらの器官系を形づくっているのは、脳や筋肉、内臓、骨、皮膚などを構成する「体細胞」と、精子や卵子など遺伝情報を子孫に伝える役割を持つ「生殖細胞」です。そして体細胞や生殖細胞のもとになる細胞も存在しています。まだ役割が決まっていないため、いろいろな組織に変化できる細胞です。それが「幹細胞」です。

幹細胞自体は、骨髄や脂肪、臍帯や子宮内膜など、体のさまざまなところに存在しています。歯髄という歯の中の神経の根っこ部分にも幹細胞はあります。

Q3 幹細胞とiPS細胞はどう違うのですか？

答え：幹細胞は体にもともとからある細胞で、iPS細胞は人工的な細胞です

体のなかにもともと存在している細胞で、体の損傷した部分を修復する能力を持っているのが幹細胞です。

iPS細胞（人工多能性幹細胞）というのは、例えば皮膚の幹細胞からもう一度もとの受精卵の細胞にまで戻すことができた人工的に作成された幹細胞で、治療にも使えます。つまりiPS細胞も幹細胞のひとつといえますが、人工的に作られた幹細胞が自然に存在する幹細胞と完全に同等の働きをするかは分かっていません。

Ｑ４　海外でも幹細胞治療は行われていますか？

答え：海外でも多く実施されています。

海外では幹細胞治療は、自閉症・発達障害の治療において選択肢のひとつになっています。アメリカやパナマなどで多く実施されている一方で、ヨーロッパではあまり多くありませんが、今後は増える可能性もあります。アメリカなどは順番待ちの状態のため、当院にもアメリカから来ている患者さんもいらっしゃいます。

Ｑ５　幹細胞治療は先進医療ですか？　保険の特約は利用できますか？

答え：先進医療の指定は受けていないため、保険の特約は使えません。

先進医療は、厚生労働省が定める高度な医療技術を用いた治療のことです。自閉症・発達障害に対する幹細胞を使った再生医療は、残念ながら厚生労働省から先進医療の認可は受けていない（2024年10月現在）ため、生命保険の特約もご利用いただけません。

Q6 幹細胞治療に副作用はありますか？

答え：当院では大きな副作用の報告はありません。

当院では、自閉症・発達障害に対する幹細胞治療を年間100件以上行っていますが、これまで大きな副作用の報告はありません。

その他の疾病に対する幹細胞治療数も年間約1000件に上りますが、その95％以上の方が症状の改善を感じられて、当院での治療に満足されています。

Ｑ７
自閉症と発達障害は違うものですか？

答え：発達障害は自閉スペクトラム症を含む、広汎な障害を意味します。

言葉の遅れやコミュニケーションがとれないといった症状は自閉症と診断されています。近年は自閉スペクトラム症（ＡＳＤ）と呼ばれています。

一方、発達障害は自閉症を含む、より広汎な障害を指します。知能や言葉の遅れなどがないものの、協調性や社会性の欠如が見られるアスペルガー症候群や、注意欠如や多動が見られるＡＤＨＤ、知的障害や学習障害なども発達障害の一部です。

Ｑ８
自閉症・発達障害の原因はなんでしょうか？

答え：詳しい原因はまだ分かっていません。

残念ながら、自閉症・発達障害に関して、まだはっきりした原因は究明しきれていません。ただ、さまざまな研究は続けられており、脳の生まれつきの機能障害説や食品添加物の過剰摂取説、高齢出産説、遺伝子異常説など、有力だと考えられている説も出てきています。

当院ではそれらに合わせたオプション治療も行っています。

Q9 幹細胞治療は、子どもが4歳を過ぎたら始めた方がいいですか？

答え：幹細胞治療は早く受ければ受けるほど、治療の効果は高くなります。

自閉症の症状のなかで顕著に見られるのは、やはり言葉の遅れでしょう。いずれの年齢でも明らかな発達、言葉の遅れがある場合は、自閉症、もしくは知的障害という判断をして、治療介入をしたほうが、お子さんのその後の人生は圧倒的によくなります。

言語機能の改善などのことを考えると、治療は４歳までに受けられることをおすすめいたします。

Ｑ10　行動療法とはなんですか？

答え：望ましい行動を教えることで、不適切な行動を抑える治療法です。

家族や支援者がコミュニケーションをとりながら状況に合わせた望ましい行動を教えることで、不適切な行動を抑えて適切な行動の獲得を支援する治療法です。

その代表的なものが、応用行動分析学というＡＢＡセラピーです。

その子自身の社会性を広げるためには、友だちとのコミュニケーションや学習を積み重ねることが必要です。事実、軽度の自閉症の子がＡＢＡセラピーを受けたことで立派に社会人として生活できるようになった例が数多く報告されています。

Q11 幹細胞は体のどこから採取するのですか？

答え：骨髄であれば、骨盤のあたりから採取します。

幹細胞自体は、骨髄や脂肪、臍帯や子宮内膜など、体中のさまざまなところに存在しています。エイジングや美容医療で使われる幹細胞は脂肪由来のものが多く、その場合は太ももや腹部から採ります。脂肪由来の幹細胞は比較的採取しやすいです。

自閉症・発達障害に対応した最もオーソドックスなメインの治療では、患者さんの骨髄から幹細胞を採取しています。臍帯血を主に使用する国もあります。

Q12 幹細胞を採取するときに痛みはありますか？

答え：麻酔をするので痛みはほとんどありません。

当院では、骨髄や脂肪細胞から幹細胞を採取していますが、麻酔で眠っているあいだに採取していますので、痛みを感じることはありません。

ただし、幹細胞を採取する際、注射の圧力をかけすぎると痛みが強くなってしまいますのでゆっくり少しずつ吸引するようにしています。時間はかかりますが、痛みを緩和させるための治療のテクニックのひとつだとご理解いただけましたら幸いです。

Ｑ13　幹細胞はどのように体のなかに入れるのですか？

答え：腕の静脈を通じて点滴で投与します。

基本的には、腕の静脈を通じて点滴で投与します。

麻酔は効かせた状態なので、眠っているあいだにすべての治療が終わります。

Q14 診察は通院しますか？ 時間はどれくらいかかりますか？

A：診察はオンライン可のため、来院は必須ではありません。治療は2～3時間です。

予約や診察はすべてオンラインで行いますので、遠方の方が何度も来院いただくことはありません。治療日は必ずご来院いただきますが、2～3時間ほどで終わります。

Q15 オンライン診断ではこちらからの質問も受け付けてもらえますか？

答え：もちろんです。

ご家族で相談していろいろな疑問、質問をお話しください。丁寧にお答えします。たぶん分からないこともたくさんあることでしょう。このようなカウンセリングを2回、3回と行う方もいらっしゃいます。

Q16 子どもが治療をしているあいだ、家族はどうしていますか？

答え：外出いただいても結構です。

院内の待合室で待たれてもいいですし、治療は2～3時間かかるので外出されてもいいです。治療が終わったらお電話しますので、クリニックにお戻りください。

Q17 幹細胞治療が行えないのはどのような場合ですか？

答え：治療に適さない病気にかかっている場合です。

特殊な感染症を患っていたり、主に先天的な原因で血が固まりづらい、もしくは非常に固まりやすい病気などに罹っていたりする場合は行えないことがありますが、可能性としては非常に低いです。

Q18 幹細胞治療は入院が必要ですか？

答え：入院の必要はありません。

ただし、遠方から来られる場合は前泊後泊をおすすめします。当院には宿泊施設はありませんので、ホテルなどにお泊りいただくのがいいと思います。

Q19 幹細胞治療の代表的な効果はどのようなものがありますか？

答え：「細胞再生効果」「組織修復効果」「パラクライン効果」の３つです。

生物には自己修復機能があります。体内で障害が発生したり、損傷した部分があったりすると、「修復が必要」という信号が発せられます。それを受け取った幹細胞が損傷部分に引きつけられ、そこで修復するべき細胞に分化します。

幹細胞治療のおもな3つの効果は、「細胞再生効果」、「組織修復効果」、「パラクライン効果」です。これらの効果が、自閉症・発達障害の症状を改善していくことが期待され、世界中の研究者グループによって次々に実証されつつあります。

Q20　幹細胞治療は1回しか受けることはできないのですか？

答え：複数回受けることも可能です。

希望があれば2回目の幹細胞治療も可能です。実際に当院でも2回目の治療を受ける患者さんはいらっしゃいます。

やはり1回のみの治療よりも2回行ったほうがよりよい効果は表れています。ただし健康保険が利かない自由診療ですので、ご家族でよく相談して判断してください。

Q21 自閉症・発達障害に対して幹細胞治療以外の治療も行っていますか？

答え：オプションの治療も用意しています。

当院では、幹細胞治療に加え、オキシトシン療法とプロバイオティクス療法という治療や遺伝子検査も行っています。

いずれも自閉症・発達障害の症状緩和の報告があります。

Q22 家でのリハビリは必要ですか？

答え：症状の改善が期待できますのでぜひ行ってください。

発語に問題がある場合はボディランゲージの多用や話しかけ方、聞き方に工夫をしてあげて、感覚過敏のお子さんの場合は、痛みを理解してあげてください。食事によって腸内環境を改善することもリハビリになります。

お子さんの立場に立って、めげずに諦めず長く続けてあげることで症状の改善に繋がります。大変だとは思いますが、お子さんとご家族の明るい未来へ向けて、毎日続けてもらいたいと思います。

Q23 6歳で幹細胞治療を受けるのは遅いですか？

答え：6歳でも決して遅くはありません。

たしかに自閉症・発達障害の幹細胞治療は、早ければ早いほど高い効果が期待できます。

しかし、6歳で小学校に入学してから幹細胞治療を受けられたお子さんもいらっしゃいます。しっかりと症状の改善が見られました。具体的には、多動のような症状が減ったほか、授業についていけるようになり、支援級から普通級に変わることができました。治療の効果には個人差がありますが、6歳だからといって遅すぎるということはないと考えます。

Q24 自閉症と知的障害を合併している場合も幹細胞治療は有効ですか？

答え：知的障害を合併した患者さんにも効果はあります。

自閉症と知的障害を合併した患者さんが幹細胞治療を受けた結果、ＩＱの向上や会話、コミュニケーション能力が改善したケースがあります。ただし、ＩＱの程度によって期待できる効果は変わってきます。詳しくはお問い合わせください。

海外の症例ですが、脳性麻痺やダウン症も幹細胞治療による改善が見られたという報告もあります。

Ｑ25 幹細胞治療で癇癪もなくなりますか？

答え：癇癪の頻度が減少した事例はたくさんあります。

癇癪の多くは神経過敏によるものや大きな不安感によるものと思われます。そのため、感覚過敏を起こす神経の炎症を幹細胞が抑えたり、幹細胞治療（他の治療と組み合わせるケースあり）によって不安感をなくしたりすることで、癇癪の頻度が減少したという事例は多くあります。

１日の半分は癇癪を起こしていて、睡眠障害もあったというお子さんが、眠たいときと空腹のとき以外はニコニコ過ごすようになったというケースもあります。ご家族の生活自体も劇的に改善されたという感想をいただいています。

おわりに

自閉症・発達障害の患者さんの数は全世界的に増えています。その治療法として広がりを見せているのが、本書で紹介した幹細胞治療です。自閉症・発達障害に対する幹細胞治療は、世界の医療機関で行われており、改善効果が次々と報告されています。

本書で私は、幹細胞治療は早い方が良いと書きました。なぜなら、自閉症・発達障害の特性には、改善をはかる上で年齢的なリミットが存在するものがあるからです。

その代表的なものが言語能力です。言語の習得には臨界期というものがあり、一定の年齢を超えてしまうと習得が難しくなります。一説では発音であれば6歳まで、それ以外の全般的な言語能力は思春期までと言われています。

最近では3、4歳から英語を学ばせるご家庭も増えていますが、その期間に英語に触れれば習得し易いからです。逆に虐待などで言語に一切触れられなかった子どもは、12歳以上になるといくら勉強をしても言語を習得できなかったというケースもあります。外国語で言えば、小さい頃から学習した人と成長してから学習した人では使用する脳の分野が違うことがわかっています。言語の習得にはリミットがあるため、なるべく早く介入をした方が良いのです。

自閉症・発達障害の可能性があると分かったとき、そんなはずはないと拒絶したくなる気持ちは理解できます。しかし、大切なのは認めて受け入れることです。そしてできるだけ早く対処する。諦めないで続けていく。そうした姿勢が何より重要です。

最近は、私のクリニックにも海外の患者さんが増えてきました。近隣のアジア諸国だけでなく、遠いアメリカやヨーロッパからお見えになる方もいます。アフリカからの問い合わせもあります。今後、幹細胞治療はより市民権を得ていくことでしょう。

情報が溢れている現代、判断の基準になるのはエビデンスの有無です。感情的に考えるのではなく、誰かに判断を委ねるのではなく、誰かの意見に左右されるのでなく、科学的に自分自身で考えていくことが必要になっています。

お子さまとご家族の明るい未来を築いていくために……。

幹細胞治療が当たり前にある選択肢のひとつとして、この日本でもより広まることを祈って、本書の「おわりに」とさせていただきます。

著者紹介

パジル・タカヒロ

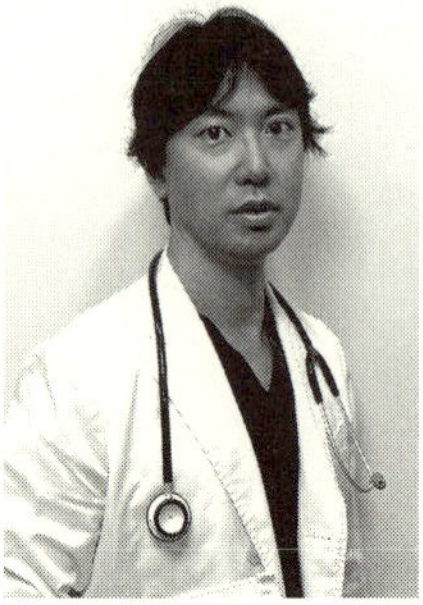

日本東京幹細胞移植治療研究所 代表医師。1982年、東京都生まれ。麻布高校卒業、米国ペンシルベニア大学医学部留学、東京大学医学部卒業。東京大学医学部附属病院勤務を経て、開業医となる。現在、複数の医師とともに幹細胞治療を中心とした治療を行い、特に小児の幹細胞移植治療では民間施設としては最多件数を誇る。東京形成歯科研究会再生医療等委員会の評議員。幹細胞治療領域をリードするコージンバイオ社医学学術顧問。アルツハイマーや帯状疱疹に対する幹細胞治療の治療効果に関して、世界で初めての症例報告を行う。幹細胞の治療実績が注目され、国際会議、海外の大学で医学部の学生向けに講義を行う経歴を持つ。

※クリニック移転につき、場所や名称が変わる可能性があります

イラスト：冬樹コギ丸

「幹細胞治療」で自閉症・発達障害は改善する

2024年11月20日　第1刷

著　者　パジル・タカヒロ

発行人　山田有司

発行所　株式会社　彩図社
東京都豊島区南大塚3-24-4
MTビル　〒170-0005
TEL：03-5985-8213　FAX：03-5985-8224

印刷所　シナノ印刷株式会社

URL https://www.saiz.co.jp　https://x.com/saiz_sha

ISBN978-4-8013-0736-0 C0047

落丁・乱丁本は小社宛にお送りください。送料小社負担にて、お取り替えいたします。

定価はカバーに表示してあります。